Impfen?

Der zweihundert-Jahre-Irrtum

von

Dr. h.c. Peter Echevers H.

Originaltitel: „Impfen? – Der zweihundert-Jahre-Irrtum"
Erstveröffentlichung 2013
Lektorat: PSE Ltda. Rio de Janeiro
Verlag: LULU Press Enterprises
© Dr. h.c. Peter Echevers H., Rio de Janeiro
E-Book: ISBN 978-1-291-52573-1
Paperback: ISBN 978-1-517-66794-8
Hardcover: ISBN 979-8-751-24612-9

PSE Publications Service Echevers Ltda.
Ladeira da Colina, 2 Geribá
28950-000 Armação dos Búzios, RJ

Widmung

für Raquel Franco

Index

Vorwort von Dr. Ernst Sonntag

In seinem Buch nimmt Dr. Echevers den Kampf gegen sinnlose Impfungen auf und unterstützt damit das Lebenswerk von Frau Anita Petek, die leider nach schwerer Krankheit viel zu früh von uns gegangen ist. Dr. Echevers nutzt seinen Bekanntheitsgrad bewusst, um mehr Menschen im Sinne von Frau Petek zu erreichen und zu informieren. Ein Kollege, Dr. Johann Loibner, der Frau Anita Petek persönlich kannte schrieb in seinem Nachruf auf diese wunderbare, mutige und vorkämpferische Frau:

Anita Petek-Dimmer ist nicht mehr unter uns

Am 6. September 2010 ist Frau Mag. Anita Petek, Luzern, nach einem längeren Leiden gestorben. Sie war verheiratet, Mutter von zwei Kindern und von Beruf Sozialpädagogin.

Nach einer Auseinandersetzung mit einem Arzt, bei der es um die Frage der Impfungen ging, begann sie sich gründlich mit dem Thema zu beschäftigen. Die Gewissheit, dass Impfungen nicht schützen, sondern höchstens schaden können, wurde immer stärker. Bald begann sie dieses Wissen in Vorträgen zu verbreiten. Schließlich brachte sie ihr erstes Buch zum Thema „Rund ums Impfen" heraus.

Danach entschloss sie sich, das Informationsjournal „AEGIS IMPULS" herauszugeben. Diese wertvolle Informationsschrift erschien vierteljährlich und wurde im gesamten deutschen Sprachraum verbreitet. Bis 2009 hatte sie es auf vierzig Ausgaben gebracht. Mit diesem Werk hat sie weltweit ein einzigartiges Informationsangebot geschaffen. Das ansprechende Layout dieses erfolgreichen Journals wurde von ihrem Mann Architekt Vlado Petek, gestaltet. Ärzte, Heilpraktiker, Hebammen, Vertreter verschiedener Heilberufe, Juristen, Physiker u.a. lieferten ihre Beiträge für das unerwartet erfolgreich gewordene Journal.

Den größten Teil der Beiträge schrieb natürlich Anita Petek selbst. Ihre Artikel wurden von den Lesern wegen ihrer klaren und zugleich humorvollen Art begeistert aufgenommen. Ihre Arbeiten sind sachlich und mit Angabe aller Quellen gründlich recherchiert. Fachleute wandten sich an die nun anerkannte Wissenschaftlerin, um von ihr Unterlagen zu erhalten.

Schließlich erschien die „Kritische Analyse der Impfproblematik" in zwei Bänden. Diese Bücher dienen vielen Ärzten und Gutachtern als Nachschlagewerke. Sie hat ein höchst umfangreiches und wertvolles Archiv angelegt.

Den größten Erfolg feierte sie aber mit ihren Vorträgen. Durch ihr gediegenes Wissen und ihre unterhaltsame Art konnte sie Ärzte und Laien überzeugen. Auch das Fernsehen hatte sie oft eingeladen. Bis zu drei Vorträge pro Woche hatte sie in Italien, Schweiz, Deutschland und Österreich gehalten. Nicht selten kam sie erst um 4 Uhr morgens zum Schlafen. Und am frühen Morgen nahm sie ihre Arbeit mit dem Fleiß der Biene auf.

Tagsüber stand sie vielen hilfesuchenden Anrufern mit Rat zur Seite. Ihre gewaltige Leistung für die Impfaufklärung können wir im Augenblick noch nicht abschätzen. Neben der immensen Arbeit mit AEGIS kümmerte sie sich aber ebenso gewissenhaft um ihre Familie und ihr Haus.

Sie hatte wohl geahnt, dass ihre Gesundheit immer schwächer wurde. Sie verbrachte nicht viel Zeit mit ärztlichen Untersuchungen und sinnlosen Behandlungen. Solange sie konnte, hat sie gearbeitet. Die Dinge, die nach ihrem Tod sein sollten, hatte sie längst geordnet. In ihren letzten, glücklicherweise nur wenigen Tagen im Spital musste sie sich noch sehr unangenehmen Dingen unterwerfen, die ganz gegen ihre Überzeugung waren. Das alles wie Ihre ganze Krankheit hat sie mit Standhaftigkeit und Würde ertragen.

Aus ihrem stets gelebten tiefen Glauben konnte sie sagen, dass sie vor dem „Leben drüben" keine Angst zu haben brauchte. Ihre Sorge galt bis zu ihrem Ende dem Wohlergehen ihrer Familie und ihrem großen Anliegen.

Wir alle weinen und wissen zugleich, dass eine ganz große Frau unserer Zeit von uns gegangen ist.

(Dr. Johann Loibner, am 8. September 2010)

Das vorliegende Buch stützt sich im Wesentlichen auf die Rechercheergebnisse von Frau Petek, hinzu kommen allerdings auch wichtige Erkenntnisse aus dem Bereich Tetanus-Impfungen und nahezu verbrecherisches Marktverhalten des monopolistischen Pharmakartells aus rein wirtschaftlichen

Gesichtspunkten. Wenn Sie nach dieser Lektüre immer noch bereit sind, Ihre Kinder und sich selbst Impfungen zu unterziehen, dann haben wir in unserer Überzeugungsarbeit etwas falsch gemacht.

Much, im Oktober 2013

Dr. Ernst Sonntag

Einleitung

Wir leben in einer Zeit, wo die Wirtschaft weit unter ihren Möglichkeiten agiert. Der Verbrennungsmotor sollte schon seit fünfzig Jahren völlig überholt und ausrangiert sein. Die Agrarwirtschaft könnte die doppelte Anzahl von Menschen ernähren, wenn sie denn nur wollte. Die Ergebnisse vieler Studien und Anwendungen werden aber bewusst zurückgehalten, weil mit dem Nichtvorhandensein dieses Wissens, bzw. mit der Verhinderung des Wissens und deren Anwendung in der Praxis unter dem Strich mehr Geld zu verdienen ist. Das mag Ihnen und mir absurd erscheinen, aber die immer weiter fusionierenden Konzerne haben sich ohne nennenswerte Gegenwehr der Kartellbehörden eine Monopolstellung verschafft, die sogar bereits das Saatgut – siehe Monsanto – kontrollieren und damit unsere komplette Ernährung steuern.

Große Arzneimittelkonzerne haben jahrelang Feldversuche durchgeführt und gelangten zu dem Nachweis, dass gesunder heutiger Samen, wenn er in einem elektromagnetischen Feld mit geringer Voltstärke heranwächst, seine Jahrtausende verborgenen Erbinformationen wieder preisgibt und Pflanzen hervorbringt, die mehr Früchte tragen und schädlingsresistent sind, also keinen zusätzlichen Dünger oder Pestizide bräuchten. Der Konzern, ich nenne ihn beim Namen, war der Schweizer Pharmakonzern Ciba-Geigy. Die Ergebnisse, die eigentlich einen Segen für die Menschheit darstellen, wurden zwar beim Europäischen Patentamt in München patentiert, aber danach sogleich unter Verschluss genommen. Auf spätere Anfragen erhielt man die schnöde Antwort, dass innerhalb eines so großen Konzerns viele Tests und Versuche durchgeführt würden und man nicht jede Idee weiterverfolgen kann. Das Konzerninteresse habe an erster Stelle zu stehen. Mittlerweile ist bekannt, dass Ciba-Geigy auch im Bereich Düngemittel- und Pestizid-Produktion tätig ist. Würden die Forschungsergebnisse dem Markt zugänglich gemacht und in der Landwirtschaft umgesetzt, wäre es das Aus für diese Produktionssparte und daher gegen das Konzerninteresse.

Aber wie Sie, lieber interessierter Leser, im Verlauf dieses Buches sehen werden, spielen Konzerninteressen eine große Rolle auch in dem Bereich der Impfstoffherstellung und der Massenimpfungen an uns Menschen. Krankenhausärzte, die sich kritisch in Hinsicht auf Säuglingsimpfungen äußern laufen heute in Europa Gefahr, ihre Anstellung zu verlieren. Wissenschaftler, die im Auftrag des Pharmakartells Gutachten Studien anfertigen sollen, werden mit juristischen Knebelverträgen daran gehindert, die eigenen Forschungsergebnisse zu veröffentlichen, sollten die Ergebnisse nicht dem vorgegebenen Ergebniswunsch des Pharmakartells entsprechen. Im Rahmen meiner Recherchen zum Thema pharmazeutische Versorgung, Patentverfall und generische Medikamentenproduktion in Dritte Welt Ländern erhielt ich Kenntnis von der Aufklärungsarbeit der Sozialpädagogin Anita Petek. Sie brachte einen aufklärerischen Wind in die Impfszene und sprach oft dreimal in der Woche vor Ärzten, Klinikpersonal und anderen interessierten Zuhörern. Ein Großteil dieses Buches gibt einen dieser Vorträge in schriftlich verfasster Form wieder. Im Anschlusskapitel an diesen Vortrag beziehe ich mich auf die umfassenden Studien von Hans U.P. Tolzin, der sich als Autodidakt intensiv mit dem Thema Tetanus-Impfungen auseinander gesetzt hat.

Sie werden erkennen, das Buch weist auf nahezu jeder Seite ein skandalöses und Menschen verachtendes Verhalten des Pharmakartells nach und das seit nahezu zweihundert Jahren – zum Wohle des eigenen Profits und der Dividenden der Aktionäre.

Man braucht gar nicht erst Chemtrails spekulieren, ob deren Existenz nun nachweisbar ist oder alles eine weitere Verschwörungstheorie ist, mit der man versucht, der Überbevölkerung unseres Planeten Herr zu werden. Das bekommt das Pharmakartell schon durch die Massenimpfungen auf lange Sicht in den Griff. Frau Petek kommt nach Ihren Untersuchungen zu dem Schluss, dass weltweit mehr Menschen an den Folgen der Impfungen sterben, als durch alle anderen bekannten Krankheiten zusammen.

Kapitel Nr. 1 – Pocken und Tollwut

Auf einer Tagung der AZK (Anti-Zensur-Koalition) in der Schweiz im Jahre 2008 wird Frau Anita Petek von dem Moderator und Gründer der AZK, Herrn Ivo Sasek mit folgenden Worten vorgestellt:

„Ich Ihnen Frau Anita Petek-Dimmer vorstellen. Mir ist zu Ohren gekommen, dass sie von Seiten der Pharmaindustrie gezielt angefeindet und angegriffen wird, weil sie keinen Doktortitel trägt. Dabei hat es sich überall auf der Welt und in allen Branchen gezeigt, dass die Erfolgreichsten auf ihrem Gebiet Autodidakten waren. Denken Sie z.B. nur an die Filmbranche.

Es gibt eine große Anzahl von Fachleuten, die heute mit mir einer Meinung sind, dass wirklich gute Ergebnisse nur von Autodidakten kommen können. Frau Petek hat sich durch das medizinische Thema Impfseren und Massenimpfungen selbst durchgearbeitet und was sie sagt ist identisch mit der Meinung von Fachleuten, die alle akademischen Titel haben. Ehe ich Frau Petek das Mikrofon übergebe und sie bitte, mit ihrem Vortrag zu beginnen, möchte ich eine hochrangige Ärztin zitieren, die über Frau Petek sagt: „Sie hat sich durch einen Berg von 30.000 Seiten Impfliteratur gearbeitet, sie hat sie nicht nur gelesen, sondern studiert und analysiert und weist aufgrund dieser Studien nach, dass einhundert Jahre schulmedizinische Forschung zeigen auf, dass Impfungen mehr Leid und Tod als jede andere menschliche Aktivität in der gesamten Geschichte der Medizin verursachen". Meine Damen und Herren, ich sage einmal, wenn das stimmt, wenn diese Aussage stimmt, dann haben wir ein Recht darauf, mehr darüber zu hören. Frau Anita Petek wird für uns einen Rückblick von zweihundert Jahren Impfgeschehen in ihrem Vortrag behandeln. Sie wird nach der Betrachtung ein Fazit ziehen mit dem Titel ‚Impfen – Sinn oder Unsinn. Meine Damen und Herren, ich wünsche Ihnen einen informativen Vortrag und übergebe das Mikrofon an Frau Anita Petek."

Frau Petek beginnt Ihren Vortrag mit einer kleinen Danksagung an die Organisation der Veranstaltung. Sie erklärt weiter: „Ich halte nun schon über 15 Jahre Vorträge zu diesem Thema. Ganz zu Beginn bin ich tatsächlich immer wieder angegriffen worden, eben weil ich keine Ärztin bin und das hat mich damals wirklich etwas gehandicapt, weil ich Minderwertigkeitskomplexe hatte. Im Laufe der Jahre habe ich dann allerdings feststellen müssen – und das ist mir von sehr vielen Ärzten bestätigt worden – dass ich eigentlich froh und dankbar sein muss, keine Ärztin zu sein, weil ich so vorurteilsfrei an das Ganze betrachten konnte. Heute bin ich sehr zufrieden, denn das Wissen, welches ich mir im Verlauf angeeignet habe, ist jedem Arzt gleichgestellt. Für mich kann ich daher sagen, der Weg ist immer richtig, auch wenn man selbst manchmal meint, einen Umweg zu machen.

Lassen Sie mich mit ein wenig Geschichte beginnen, damit wir wissen, wie lange es Impfungen überhaupt schon gibt und was man sich anno dazumal dabei gedacht hat und wie sich das Ganze im Verlauf der beiden Jahrhunderte in unserer Gesellschaft eingespielt hat. Es ist wichtig zu verstehen, wieso wir heute diese Impflobby haben und jeder von uns darunter zu leiden hat. Edward Jenner (1749-1833) war ein englischer Arzt, er hat damals 1796 mit der Pockenimpfung angefangen. Es gab zwar in der Geschichte der Medizin schon vorher Versuche mit Pockenerregern, aber richtig offiziell ist die Pockenimpfung 1796 eingeführt worden. Als nächstes kommt der uns allen bekannte Louis Pasteur (1822-1895). Louis Pasteur ist Franzose, er ist kein Arzt, ebenso wie ich, er ist eigentlich Chemiker von Beruf gewesen und auf ihm beruht eigentlich die gesamte Impfindustrie. Es war also nicht Edward Jenner, sondern es ist Louis Pasteur zu verdanken, auf seinen Infektionstheorien baut sich unsere komplette Impfindustrie auf. Es heißt bis auf den heutigen Tag „Infektionstheorie" – selbst von Befürwortern der Massenimpfungen – und nicht etwa „Infektionsnachweise". Louis Pasteur hat die Tollwutimpfung 1885 entwickelt, es war übrigens die erste Impfung die er initiiert hat. Dann kamen noch Milzbrand und ein paar andere hinzu. Auf ihm also und auf seinen Theorien basiert unser heutiges Impfverhalten. Bekannt, berühmt und wohl auch wohlhabend wurde Pasteur mit seinen Seren gegen die Tollwut. Dann zeigt die Geschichte uns noch einen deutschen Arzt, und zwar Robert Koch (1843-1910). Er hat 1928 die Tuberkuloseimpfung entwickelt. Von dieser Impfung wissen wir ja schon einiges. Von der Pockenimpfung - ich nehme an, die meisten der Zuhörer sind noch gegen Pocken geimpft worden. In Deutschland gab es über einhundert Jahre die Zwangsimpfung gegen Pocken. Ich hoffe, die meisten von uns hatten nie etwas mit einer Tollwutimpfung zu tun. Tuberkulose, da gehe ich davon aus, dass die meisten, jedenfalls die Älteren von uns diese Impfung noch erhalten haben – leider muss ich sagen.

Lassen Sie mich ganz kurz über Edward Jenner sprechen, im Anschluss gehe ich etwas näher auf Louis Pasteur ein. Ich möchte Ihnen zeigen wie und warum diese Impfindustrie heute diese Größe erreicht hat und auf welcher Grundlage - wenn Sie das sehen, werden Sie den Kopf schütteln – unser Impfglauben heute beruht. 1798 hat der englische Arzt Edward Jenner einen Bericht verfasst über 23 Pockenfälle. Dieser Bericht hatte damals in der medizinischen Fachwelt für eine Sensation gesorgt. 14 Personen, über die er in seinem Bericht schreibt, waren gänzlich ungeimpft. Er hat sie in seinen Bericht aufgenommen, weil sie an Pocken erkrankt und wieder genesen waren. Diese waren zwar nicht geimpft, spielten aber wohl wegen des Heilungsprozesses eine Rolle in seinem Bericht. Ein geimpfter Junge mit Namen John Baker ist wenige Tage nach der Impfung gestorben, allerdings wurde das von Edward Jenner in seinem Bericht gar nicht erwähnt, er versuchte diesen Fakt zu vertuschen. Jahre später allerdings kam es dann doch ans Licht. Die Einzelheiten der anderen tatsächlich geimpften Personen möchte ich Ihnen heute aus Zeitgründen ersparen, Fakt ist, dass nur vier Fälle als tatsächlicher Beweis gelten können, sie erhielten eine Impfung und überlebten – sowohl die Impfung. Aufgrund dieser vier Fälle ist die Pockenimpfung aufgebaut worden und sind über einhundert Jahre lang Menschen in den meisten Ländern – außer der Schweiz – an Pocken geimpft worden, in manchen Ländern sogar zwangsgeimpft worden. Auf vier Fällen beruhend, das kann man sich heute anhand der vorzunehmenden klinischen Tests gar nicht recht vorstellen.

Diese vier Erkrankten sind nur wenige Wochen vor der Abfassung des medizinischen Berichts geimpft worden, das kommt erschwerend noch hinzu. Will sagen, es hat keine Nachbeobachtungszeiten gegeben, niemand konnte also im Nachhinein wissen, ob die Patienten nach der Impfung tatsächlich gegen die Pocken immun also geschützt waren. Es gab keinen Bericht über irgendwelche Nebenwirkungen durch die Impfung oder die Dauer des Impfschutzes. Und trotzdem sind auf diesen vier Fällen beruhend Millionen Menschen weltweit über einhundert Jahre lang geimpft worden, das muss man sich einmal vorstellen.

1978 ist in Deutschland die Impfpflicht aufgehoben worden, bzw. die Pockenimpfung ist dann in Deutschland verboten worden. In der Schweiz gab es im Vergleich nur 3 Kantone, die überhaupt die Impfpflicht eingeführt hatten und das auch nur über einen Zeitraum von zwei, drei Jahren. Übrigens hat es in der Schweiz nie eine Pockenepidemie in diesem Ausmaß gegeben. Meiner Meinung mach gibt es dafür nur einen Grund: Die Schweiz hatte keine Pockenimpfung. Man kann übrigens meine Angaben hinsichtlich Jenner nachprüfen. Es gibt ein kleines Büchlein von Edward Jenner, es ist in Englisch verfasst, trägt den Titel „Inquiry" und ist heute noch in der Originalfassung als Nachdruck erhältlich.

Unsere Wissenschaft und die heutige moderne Medizin mit ihrer gesamten Impfindustrie bauen ihren Glauben an die Pockenimpfung auf ein wackelndes Fundament von vier Fällen auf und impfen auf dieser niemals nachträglich bewiesenen Grundlage seit mehr als zweihundert Jahre mehr oder weniger die gesamte Menschheit. Und bis heute hat niemand das offiziell wirklich hinterfragt, sondern e wird einfach so weitergemacht.

Kommen wir zu dem Franzosen Louis Pasteur. Er experimentierte mit dem Speichel von tollwütigen Hunden. Nach der Entnahme des Speichels vermischte er diesen mit Brühe – also Bouillon. Diese Bouillon sollte wohl als Nährboden dienen, ähnlich wie wir heute Petrischalen mit den unterschiedlichsten Substanzen als Nährboden verwenden. Pasteur hatte dann eine Zeit abgewartet und eine Keimvermehrung erwartet, aber es tat sich nichts. Heute wissen wir, in Fleischbrühe kann sich gar nichts tun, mit der Zeit entsteht vielleicht ein Schimmel aber als Nährboden für Erreger war Brühe völlig untauglich.

Als Pasteur feststellte, dass sich der Erreger auf diese Weise nicht nachzüchten ließ, erkannte er, dass irgendetwas nicht stimmte. Wir wissen allerdings heute, dass sich im Speichel eines tollwütigen Tieres gar keine Tollwuterreger finden lassen. Daher konnte der Laborversuch Pasteurs keine Rektion zeigen. Da Pasteur keine Veränderungen in der Bouillon finden konnte, schloss er allerdings daraus, der Tollwuterreger müsse ein äußerst winziger und anspruchsvoller Keim sein und gab ihm deshalb den Namen „Virus". Diesen Keim, den er in der Bouillon nicht nachweisen konnte, bezeichnete er als „Virus". Virus heißt aus dem Lateinischen kommend schlicht Gift. Die moderne Medizin hat seit damals diesen Begriff aufgenommen. Pasteur hat diesen Begriff „Virus" damals geprägt und er fand Einlass in die Humanmedizin. Heute wird die Bezeichnung „Virus" für sogenannte Krankheitserreger verwendet. Ich sage bewusst ‚sogenannte Krankheitserreger'. Und heute tun alle so, als wüssten sie, wovon sie reden, wenn sie das Wort „Virus" gebrauchen.

Zu Weltruhm gelangte Louis Pasteur allerdings – auch im Zusammenhang mit der Tollwut am 6. Juli 1885. An diesem Tag brachte eine Mutter ihren kleinen Sohn Josef mit Nachnamen Meister zu Louis Pasteur. Der Kleine war an 14 verschiedenen Stellen seines Körpers von einem tollwütigen Hund gebissen worden. Der Angriff des Hundes lag allerdings bereits 48 Stunden zurück. Sie kamen per Kutsche extra aus dem Elsass nach Paris zu Pasteur. Er sollte versuchen das Leben des Jungen zu retten.

Bis zu diesem Tage hatte Pasteur noch nie einen Menschen geimpft, sondern nur Schafe, die allerdings reihenweise nach seinen Impfungen gestorben waren. Aber er war wohl in der damaligen Zeit die einzige Koryphäe, die sich mit Tollwut beschäftigte und er hatte mit seinen Studien einen gewissen Bekanntheitsgrad erlangt. Der Geschichtschronik kann man entnehmen, dass Pasteur – wohl mit Blick auf die an Schafen gemachten Erfahrungen – lange mit sich gerungen hatte, ob er den Jungen überhaupt impfen sollte. Das Ringen soll zwei Stunden gedauert haben, bis er sich zu der Entscheidung hat durchringen können, den Jungen zu impfen. Wahrscheinlich dachte Pasteur, ohne meine Impfung stirbt der Bub auf jeden Fall an Tollwut. Damals ging man davon aus, dass der Mensch, der mit Tollwut infiziert ist, auf jeden Fall sterben werde – was, so wissen wir es heute, nicht stimmt. Der Junge erhielt über den Zeitraum von drei Wochen täglich eine Impfung und zwar durch die Bauchdecke. Der kleine Bub „blieb gesund". Impfungen durch die Bauchdecke sind extrem schmerzhaft und das bei einem kleinen Kind, es muss fürchterlich gewesen sein. Pasteur verzeichnete in seinem medizinischen Tagebuch: „Der Junge blieb gesund." Er schrieb nicht, er wurde geheilt, das hatte er sich offensichtlich nicht getraut. Louis Pasteur ist nur durch diesen einzigen und alleinigen Fall berühmt geworden. Er musste nie wieder irgendetwas beweisen. Die ganze medizinische Fachwelt, sogar bis nach Russland hin, alle wollten anschließend seinen Impfstoff haben.

Nun möchte ich Ihnen zeigen, warum dieser einzige und alleinige Fall überhaupt gar kein Beweis für die Wirksamkeit von Tollwutimpfungen ist. Pasteur wandte damals die sogenannte aktive Impfung an. Nach heutiger Auffassung der Schulmedizin wird gelehrt, dass man im Falle von Tollwut sowohl aktiv als auch passiv impfen muss. Wir unterscheiden zwischen aktiver und passiver Impfung, bei der aktiven Impfung muss der Körper selbst aktiv werden und Antikörper bilden. Wird dagegen nur aktiv geimpft, so sei das nach allgemeiner heutiger Auffassung nutzlos und der Patient stirbt. Wir wissen aus den Aufzeichnungen, dass Pasteur nur die aktive Impfung angewandt hatte und wir wissen, dass die Bisse 48 Stunden zurücklagen. Heute wird gelehrt, dass der Patient nur dann eine Überlebenschance hat, wenn er innerhalb von 24 Stunden nach dem Biss geimpft wird. Wir wissen auch, dass die Impfung an dem Jungen Josef Meister durch die Bauchdecke erfolgte. Heute hingegen lehrt man, dass diese Lokalisation des Impfstoffs völlig falsch ist. Heute wird direkt in die Bisswunden hineingeimpft.

Dann kommt noch erschwerend hinzu, dass zwei Männer, die den Hund von dem Knaben wegreißen wollten, ebenfalls gebissen worden waren, sie erhielten keinerlei Impfungen und beide blieben gesund. Dieser Zusammenhang wurde nie weiter erwähnt. Daraus kann man nur folgern, dass der angreifende Hund gar keine Tollwut hatte oder der Junge gar nicht mit Tollwut infiziert war, ebenso wenig, wie die beiden helfenden Männer, die auch nicht mit nach Paris gereist waren. Ein Gedanke von mir: „Pasteur war Chemiker und kein Arzt, wie konnte er da Tollwut diagnostizieren?" Heute kann der befähigtste Arzt keine Tollwut zweifelsfrei diagnostizieren, wenn er keinen Labornachweis vorliegen hat. Wenn also heute 2008 ein Kind mit einer Hundebisswunde in die Praxis kommt, kann kein Arzt eben mal so Tollwut diagnostizieren, geschweige denn damals. Wie kam Louis Pasteur also zu der Diagnose, dass der Hund aus dem Elsass, den er selbst nie sah, Tollwut hatte.

Kapitel Nr. 2 – Herstellung der Impfseren

In diesem Teil meines Vortrages möchte ich auf die Herstellung von Impfstoffen eingehen. Es ist wichtig, dass wir wissen, wie Seren hergestellt, wie Impfstoffe produziert werden, weil wir dann erstens verstehen werden, dass das zu verabreichende Produkt bereits durch den Herstellungsprozess bei einer Impfung enorme Risiken für unsere Gesundheit in sich birgt. Zweitens dass eine Impfung eben doch nicht das tut, was uns immer wieder versprochen wird, nämlich uns zukünftig vor der Krankheit zu schützen.

Impfstoffe werden heute zum größten Teil immer noch auf Tieren gezüchtet, auf deren Produkten, z.B. dem Hühnerei –ich denke da an die Grippe-Impfung – oder es wird Tierblut als Nährboden zum Züchten verwendet. Das sind die gängigsten sogenannten Medien, auf denen der Impfstoff dann heranwächst.

Dann gibt es Impfstoffe, die sind auf abgetöteten menschlichen Föten produziert. Die Pharmaindustrie ist recht euphorisch über diese entwickelte Art der Herstellung und zwar aus folgendem Grund, das Ausgangsmaterial sei so günstig zu erstehen. Man bedenke, günstiger als ein Hühnerei! Diesen Satz möchte ich nicht weiter kommentieren, jeder weiß, was hier gemeint ist. Hier geht es nicht um Gesundheit, hier geht es um Ethik und Moral, die völlig abhandengekommen zu sein scheinen. Unser Leben beginnt mit Ethik und Moral und endet damit. Die Gesundheit kommt irgendwo dann dazwischen.

Die Impfstoffe gegen Windpocken und Röteln werden auf Basis von menschlichen Föten produziert und weltweit vertrieben und angewandt, außer in Japan. Die Japaner weigern sich eben aus ethischen Gründen. Sie verwenden einen Rötelnimpfstoff, der auf Hundenierenzellen gezüchtet wurde. Wenn ich allerdings den Begriff Achtung und Ehre und Ethik derart oft in den Mund nehme, wie die Japaner es tun, dann ist es genauso verwerflich, dieser Impfstoffproduktion Hunde – also andere Lebewesen – zu opfern, wie menschliche Föten zu verwenden. Das möchte ich dazu einmal klar gesagt haben.

Dann gibt es Impfstoffe, die werden auf sogenannten HELA-Zellen produziert oder wachsen auf HELA-Zellen, oder auch auf HDC-Zellen. HELA-Zellen, das Wort, dieser Ausdruck kommt vom dem Namen einer Dame Henrietta Lax. Die Anfangsbuchstaben dieser Krebspatientin hat man für die Zellbezeichnung verwendet. Mitte der achtziger Jahre ist Frau Henrietta Lax an Krebs verstorben, sie litt an einem Krebs, dessen Zellen enorm schnell gewachsen ist. Aus der Gruppe der behandelnden Ärzte kam dann einem die Idee, man könnte diese schnellwachsenden Krebszellen doch wunderbar für die Züchtung von Impfstoffen verwenden. Das ist der Grund, warum bis heute auf diese Art und Weise auf Krebszellen in günstiger Form Impfstoffe hergestellt werden. Man muss sich das einmal vorstellen, auf todbringenden Krebszellen züchten wir Impfstoffe für unsere Säuglinge heran. Sie erkennen wieder, das hat gar nichts mit Gesundheit zu tun, sondern rein mit Profitdenken der Pharmaindustrie. Gleich nach der Rüstungsindustrie ist in einem Land die Pharmaindustrie der zweitwichtigste Faktor. Ganz besonders in der Schweiz.

Auf diesen menschlichen Krebszellen basiert die Masern- und die Mumpsimpfung. Es gibt in den Industrieländern gar keinen anderen Masern- und Mumpsimpfstoff mehr, als den nach dieser Technik auf Krebszellen hergestellten. Alle Alternativen wären ein klitzeklein wenig teurer gewesen. Ein Teil der Tollwutimpfstoffe wird ebenfalls so produziert.

Die Pharmaindustrie erklärt uns, das mache gar nichts, weil die Impfstoffe so gereinigt und gefiltert würden, dass nachher, bei der Verabreichung gar nichts mehr an Rückständen dieser Krebszellen vorhanden wäre. Das ist eine Lüge, das stimmt effektiv nicht, es stimmt nachweisbar nicht. Das kann jeder leicht nachprüfen lassen, man besorgt sich eine Impfampulle, kratzt das Etikett ab, bringt es zu einem pathologischen Labor, diese mögen feststellen, was da drin sei. In der Analyse kommen diese Dinge wieder zum Vorschein. Diese Krebszellen sind nachträglich immer noch nachweisbar. Und wenn Krebszellen nachweisbar sind, dann sind sie auch in der Lage, den zu impfenden Organismus zu schädigen, ganz egal ob es sich um eine Impfung am Menschen oder am Haus- oder Zuchttier handelt. Ich glaube, darüber muss man nicht mehr diskutieren.

Dann gibt es noch Impfstoffe, die sind auf VERO-Zell-Linien herangezüchtet. Bei VERO-Zellen handelt es sich um tierische Krebszellen. Die unschöne Seite ist, dass dieser Krebs speziell auf gesunden Tieren, vorwiegend Meerkatzen, einer Affenart, herangezüchtet wird. Affen sind dem Menschen in vielerlei genetischer Hinsicht ähnlich, da hat man sich gedacht, das kann man gut von einem auf den anderen übertragen. Ein Teil der Grippeimpfung wird so hergestellt, ein großer Teil wird heute immer noch auf angebrüteten Hühnereiern produziert. Die ganz neuen Produktionsverfahren wie von der Firma BAXTER oder NOVATIS gehen ganz neue Wege. Die Hepatitis-A Impfstoffe werden ebenfalls noch auf tierischen Krebszellen gezüchtet.

Dann gibt es als letztes technisches Verfahren, die gentechnisch hergestellten Impfstoffe. Von der Pharmaindustrie werden diese gentechnischen Verfahren zwar als Non-plus-ultra angepriesen, ich allerdings bin der Meinung, es ist eher so: Wenn schon schlecht, dann aber richtig!

Grundsätzlich können Sie davon ausgehen, dass jeder neu zu entwickelnde Impfstoff ab jetzt und in der Zukunft, dass dieser grundsätzlich nur noch in gentechnischen Verfahren produziert werden wird. Auch diese neue HPF-Impfung, die Gebärmutterhalskrebs-Impfung ist auf diese Weise produziert, gentechnisch hergestellt. In Zukunft gibt es keine anders hergestellten Impfstoffe mehr. Alle neuen Impfstoffe werden dann nur noch mit diesem Verfahren hergestellt. Unsere Pharmaindustrie ist der Meinung, durch die Gentechnik könnten sie die Produktionsverfahren besser steuern, besser handhaben und der Impfstoff sei sauberer.

Nun ist es ja so, dass unsere Pharmaindustrie mit dieser ganzen Gentechnik rein gar nicht weiß, was sie tut. Wir wissen nicht, was in uns geschieht, aber die Pharmaindustrie und die dortigen Forscher wissen auch nicht, was sie damit tun. Den Schaden, den sie damit anrichten – und hier wird Schaden angerichtet – dieser Schaden ist jetzt noch nicht sichtbar, er ist nicht in Ihnen oder den damit geimpften Kindern erkennbar. Dieser Schaden, hervorgerufen durch genetische Manipulationen vererbt sich auf die nächste und übernächste Generation und immer so weiter. Der angerichtete Schaden wird es in den Folgegenerationen erkenntlich und zwar in einem Ausmaß, dass es für uns Menschen gar keine Umkehr mehr gibt. Diese gentechnischen Experimente richten an unserem Erbgut einen Schaden an, der nicht mehr wieder gut gemacht werden kann. Ich nenne diese gentechnischen Verfahren zur Impfstoffherstellung die Auslöser einer biologischen Katastrophe. Die Hepatitis-B-Impfung ist z.B. so hergestellt. Sie wird rein gentechnisch hergestellt. Etwa seit 1985 oder 1986 gibt es nur noch gentechnisch hergestellte Hepatitis-B-Impfstoffe. Dann HPV, das ist die sogenannte Gebärmutterhalskrebs-Impfung. Ein Teil der Tollwutimpfungen wird ebenfalls so produziert und 99 Prozent von allen Tierimpfungen.

Bei den Tierimpfungen geht man noch sorgloser ans Werk. Bei Tier-Impfstoffen sind noch Bestandteile drin, die seit Generationen bei Impfstoffen für Menschen verboten sind. Bei Tieren scheint es egal zu sein, sie können ja nicht reden, sie können sich ja nicht wehren, da scheint es auch keinen Gesetzgeber allzu sehr zu interessieren, da darf man alles reinpacken, was es so gibt.

Kapitel Nr. 3 – Inhaltstoffe von Impfungen

In jedem Impfstoff sind zwischen 80 und 100 verschiedene Bestandteile enthalten."

Frau Petek erwähnt in dem Vortrag, dass sie sich im Zusammenhang mit der Recherche zum 2. Band Ihres Buches ‚Kritische Analyse der Impfproblematik' vor drei Jahren vorgenommen hatte, auch über die Inhaltsstoffe zu schreiben, weil man über die Inhaltsstoffe von Impfseren nirgendwo erschöpfende Auskunft erhalten kann.

„Auf Beipackzetteln wird längst nicht alles angegeben, da findet man vielleicht mal etwas im Kleingedruckten, da fällt dann auch schon einmal das Wort Quecksilber auf, aber das ist auch schon alles. Als ich vor ein paar Jahren begann, mich mit dieser Problematik zu befassen, war ich über die Ergebnisse so entsetzt, dass ich kurz davor war, meine ganze Vortragsarbeit und meine Arbeit bei AEGIS einzustellen. Ein Vierteljahr hatte ich regelrechte Depressionen und war drauf und dran, diese Arbeit einzustellen, eben weil mich das Wissen und alles was ich herausgefunden hatte, zu sehr belasteten.

Wenn ich Ihnen nur im Rahmen dieses Vortrages erläutere, was hier geschieht, was in den Impfseren drinnen alles enthalten ist, werden Sie mein Entsetzen verstehen und nachvollziehen können.

Unsere Impfseren mit diesen Inhaltsstoffen werden nicht an Sie als Erwachsene verimpft – damit könnte ich noch leben, denn Sie als Erwachsene sollten wissen was Sie tun, wenn Sie sich so etwas freiwillig antun - sondern es wird in unsere kleinen Kinder, die wenige Wochen alt sind, hineingeimpft. Die können sich nicht wehren, können nicht NEIN sagen und deren Organismus hat den Impfseren nichts, aber auch gar nichts entgegenzustellen. Sie werden sehen, das ist ein harter Brocken, den muss man erst einmal verdauen. Sie werden mich gleich besser verstehen, wenn ich in Einzelheiten zu den Inhaltsstoffen komme.

Wie eingangs gesagt, jeder Impfstoff hat zwischen 80 und 100 verschiedene Bestandteile enthalten, die meisten davon sind nicht im Beipackzettel erwähnt. Dass das möglich ist, daran ist der Gesetzgeber nicht unschuldig. Egal ob Deutschland, die Schweiz oder Österreich und USA, das ist überall das Gleiche. Laut Gesetz sind die Stoffe, die rein zur Herstellung benötigt werden, nicht deklarationspflichtig, aber alle Stoffe, die zwischen der Serenherstellung und der Abfüllung in die kleinen Ampullen hinzugefügt werden, sind hingegen deklarationspflichtig. Nur diese Stoffe müssen auf dem Beipackzettel erscheinen. Sie können sich also vorstellen, welche große Lücke sich da auftut, was alles nicht auf dem Beipackzettel stehen muss. Aber das ist noch nicht das Allerschlimmste, ja Sie staunen, es kann noch schlimmer kommen. Lassen Sie mich das an einem Beispiel erläutern. Vor etlichen Jahren hat die Firma MERCK einen neuen Hepatitis-B-

Impfstoff entwickelt und im Beipackzettel stand drin, ‚rekombinante Hepatitis-B-Viren'. Wissen Sie, was ‚rekombinant' heißt? Das bedeutet ‚gentechnisch hergestellt'. Dieses Wort ‚rekombinant' sollten Sie sich merken. Sie wissen ja, dass wir etwas sensibel reagieren, wenn das Wort ‚gentechnisch' auftaucht, daher erfand man diese harmlos klingende Umschreibung ‚rekombinant'. Eine der kleinen Fallen der Pharmaindustrie. Damals stand auf dem Beipackzettel, das Serum bestehe aus ‚rekombinanten 'Hepatitis-B-Viren und Kochsalzlösung. Das hört sich so an, als wäre da eine völlig harmlose Flüssigkeit und in der schwimmen ein paar Viren herum.

Genau das konnte ich nicht so ganz glauben. Aus diesem Grunde habe ich in Deutschland beim Paul-Ehrlich-Institut angerufen, das ist für Deutschland die Stelle, die das Ganze überwacht. Ich habe da wie gesagt angerufen und nachgefragt, ob man mir mitteilen könnte, was in dem neuen Impfstoff für Inhaltsstoffe enthalten sind. Da wurde ich dann verbunden und hatte einen sehr netten Herrn am Telefon. Ich erhielt die freundliche Auskunft: „Dann besorgen Sie sich doch den Beipackzettel." Ich sagte darauf, den habe ich vor mir liegen. Der ist nicht sehr ergiebig, daraus entnehme ich nur, da sind Hepatitis-B-Viren drin, die in einer Kochsalzlösung herumschwimmen." Und da fing er an zu lachen: „Frau Petek, wenn Sie wüssten, was da alles drin ist." „Ja", sagte ich, „deshalb rufe ich ja bei Ihnen an, weil ich dachte, Sie würden mir das mitteilen können." Darauf er: „Das weiß ich auch nicht, das kann ich Ihnen nicht sagen. Da brauche ich gar nicht meine Unterlagen raussuchen, wenn das nicht im Beipackzettel drin steht, mehr habe ich offiziell auch nicht."

„Moment" sagte ich da, „Sie haben doch dieses Medikament, diesen Impfstoff zugelassen. Sie müssen doch..." – das war meine naive Ansicht als normaler Mensch - „... Sie müssen doch vom Pharmahersteller Unterlagen bekommen haben, aus denen die Bestandteile ersichtlich sind." Ich hatte mir so vorgestellt, die Auflagen seien so streng, dass der Hersteller MERCK mit einem Lastwagen vorfahren müsste mit all den Unterlagen, Prüfberichten und Studien usw., um eine Zulassung für den deutschen Markt zu erhalten. Sagt der freundliche Herr zu mir:

„Nein, Frau Petek, das ist ein kleiner dünner Ordner und da steht alles das nicht drin."

„Sie haben diesen Impfstoff zugelassen und wissen nicht, was drin ist?"

„Nein, das ist ganz offiziell und legal, das läuft unter ,Betriebsgeheimnis'. Der Hersteller ist nicht verpflichtet, der Zulassungsbehörde mitzuteilen, was alles drin enthalten ist."

„Ja, aber wie können Sie dann zulassen?" wollte ich wissen. „Wenn Sie nicht wissen, was drin ist, wissen Sie ja auch nicht, ob er eventuell schadet."

„Da müssen wir auf den Hersteller vertrauen."

Na wunderbar dachte ich, wir beendeten das Gespräch. Da dachte ich, na ja, Deutschland eben. In der Schweiz ist das aber ganz anders. Da geht alles geordnet und gesittet zu, da ist alles streng und geregelt. Nahm also wieder meinen Telefonhörer und rief bei der IKS – heute heißt die Zulassungsstelle Suisse-Medic – an. Da war dann auch ein netter Herr am Telefon. Der erzählte mir allerdings genau das Gleiche. „Betriebsgeheimnis, sagt er, diese Dinge müssen nicht deklariert werden. Und wenn sie nicht müssen, dann werden sie auch nicht angegeben. Wer legt schon gern sein Geheimnis offen."

Dann dachte ich, ich probiere es noch mit Österreich. Vielleicht gibt es in Wien ja doch mehr Ordnung als im Rest des deutschsprachigen Raums. Leider habe ich dann feststellen müssen, dass es in Wien genauso daher geht, wie in Berlin oder Bern. Den Rest habe ich dann erst gar nicht mehr herumtelefoniert, weil ich mir dachte, wenn es im deutschsprachigen Raum schon so zugeht, was glauben Sie, wie es dann erst in Italien ausschaut. Es ist überall das Gleiche. Im gesamten europäischen Raum gibt es das Betriebsgeheimnis, welches den Hersteller schützt und den Patienten – also uns alle – im Regen stehen lässt. Das ist offiziell Gesetz und das darf so sein.

Auf dem Beipackzettel stehen also wie gesagt, stehen nur die Bestandteile deklariert, die nach der Herstellung des eigentlichen Serums nachträglich hinzugefügt worden sind. Da passt der Hersteller natürlich auf, was er da noch hinzufügt, man will ja Skandale vermeide. Niemand will mit seinem neuen Medikament in die Schlagzeilen geraten. 98 Prozent von diesen Inhaltsstoffen sind reine Nervengifte. Was für einen Erwachsenen und dessen Körper schone eine immense Belastung darstellt, können Sie sich vorstellen, welchen Schaden so ein Nervengift in einem wenige Wochen alten Säugling anrichtet. Die Inhaltsstoffe werden von der chemischen Industrie produziert und an die Pharmaindustrie abgeliefert. Die abgelieferten Stoffe werden von der

Pharmaindustrie nicht noch einmal gründlich untersucht – von der chemischen schon gar nicht. Das war für mich besonders erschütternd, es wird einfach blind vertraut, das Produkt genommen und in die Impfstoffe hineingefügt. Ausprobiert wird das Produkt erst in dem Moment, wenn der Impfstoff zugelassen ist, die ersten fünf Jahre einer Zulassung eines Impfstoffes oder eines Medikamentes, die gelten als klinische Studie. Nicht das Sie denken, das wäre in irgendeiner Weise vorher befriedigend erprobt worden. Da sind nur ganz wenige Tests gelaufen.

Z.B. der Gebärmutterhals-Impfstoff wird erst jetzt in großem Rahmen getestet und zwar an jedem, der sich mit dem Stoff impfen lässt. Obwohl, es müsste heißen, ‚die‘ sich impfen lässt. Aber haben Sie gewusst, dass wir jetzt schon in den USA die Männer damit impfen? Ja, wirklich, es scheint, als ob auch Männer Gebärmutterhalskrebs bekommen können. Also ganz so einfach war die Überzeugungsarbeit der Pharmaindustrie dann doch nicht, denn selbst in den USA ist den meisten Männern bekannt, dass sie keinen Uterus besitzen. Daher hat man versucht, den Buben in Österreich zu erklären, dass – nein lachen Sie nicht, in den USA hat man damit bereits großen Erfolg – also man versucht ihnen zu erklären, dass sie wenn sie geimpft sind, sich bei einer Frau während des Geschlechtsverkehrs an deren eventuell vorhandenen Gebärmutterhalskrebs nicht anstecken können und so gegen Peniskrebs geschützt wären. Peniskrebs! Da war natürlich Panik angesagt und die Buben haben die Mütter bedrängt, dass diese sie zu dieser Impfung bringen. Krebs am besten Stück des Mannes, da wollte dann doch keiner der Buben riskieren und wenn man sich mit einer kleinen Spritze ein Leben lang davor schützen konnte, war das doch eine feine Lösung und ein geringer Aufwand. In Österreich läuft die Diskussion noch, aber ich hoffe, dass die Menschen in unserem Nachbarland doch etwas aufgeklärter sind, als die Jungs in den USA, bzw. deren Mütter.

Kapitel Nr. 4 – Zusammensetzung der Impfstoffe

Da haben wir zu allererst die sogenannten Antigene, das sind Bakterien und Viren. Dann Konservierungsstoffe, die sind ganz, ganz wichtig. (Thiomersal, Natriumtimerfonat, 2Phenoxyethanol). Also für die Pharmaindustrie sind die Konservierungsstoffe wichtig.

Konservierungsstoffe sind bei allen Totvirenimpfstoffen gesetzlich vorgeschrieben, also die müssen rein, ob man will oder nicht. Für die Humanseren, also Impfstoffe, die beim Menschen Anwendung finden sollen, sind nur drei Konservierungsstoffe zugelassen, das reicht aber schon, wie Sie gleich sehen werden. Thiomersal besteht zu 48,9 Prozent aus reinem Quecksilber und Natriumtimerfonat zu 43,7 Prozent aus reinem Quecksilber. Offiziell heißt es, dass seit 1998 Kinderimpfstoffe kein Quecksilber mehr enthalten dürfen.

Aus meinen Recherchen allerdings weiß ich nachzuweisen, dass zwar in den deklarierungspflichtigen Stoffen kein Quecksilber mehr auftaucht – jedenfalls nicht mehr gleich als solches erkennbar – aber in dem Inhaltsstoffen, die zum ‚Betriebsgeheimnis' zählen, immer noch mit Quecksilber gearbeitet wird, auch an Seren für Neugeborene, Säuglinge und

41

Kleinkinder. Da kann man filtern und reinigen so viel man will, das ist nachher im abgepackten Serum immer noch vorhanden und nachweisbar. Das bedeutet es kann nach der Verabreichung immer noch Schaden im Organismus anrichten. Quecksilber führt bei unseren Kindern zu Lern- und Konzentrationsstörungen, es kann zu hyperaktiven Kindern führen, den ‚Zappelphilipps', die heute schon oft ein Drittel einer Klasse ausmachen, wo einige schon direkt behandlungsbedürftig sind.

Und das ist natürlich für die Pharmaindustrie ein wunderbares Geschäft. Erst macht die Pharmaindustrie – jetzt rede ich mal von NOVARTIS – die Kinder mit ihren quecksilberverseuchten Impfstoffen krank, dann verabreicht man den Kindern RITALIN und weil RITALIN so schädlich und gefährlich ist mit seinen ganzen Nebenwirkungen, hat NOVATIS jetzt noch ein anders Mittel auf den Markt gebracht, welches die Nebenwirkungen von RITALIN in den Griff kriegen soll. Allein mit diesen drei Mitteln, dem Impfstoff und den beiden Medikamenten bzw. dessen Umsätzen am Markt hätte NOVATIS ausgesorgt und auch der Vorstand könnte Ende des Jahres seine Millionen wieder einkassieren.

2Phenoxyethanol ist seit zwanzig Jahren in der Forschung für seine Nerven- und Nieren-schädigende Wirkung bekannt. Das ist genauso wenig harmlos wie das Quecksilber. Nur über Quecksilber da redet man leichter, weil seine Auswirkungen doch bekannter sind. Es mag auch daran liegen, dass der Name 2Phenoxyethanol einfach so schwer auszusprechen ist und dieser Konservierungsstoff daher noch nicht in aller Munde ist.

Nach den Konservierungsstoffen ist noch eine Gruppe von Stoffen in den Seren enthalten, das ist die Gruppe der Adjuvantien. Das sind Hilfsstoffe, die sind natürlich ganz, ganz wichtig, sagt die Pharmaindustrie. Ich zeige Ihnen nachher noch, warum. Dabei handelt es sich z.B. um Lösungsmittel, Puffer, Phosphate, Karbonate, Stabilisatoren, Medium 199 ist besonders beliebt bei Impfstoffen, Polysorbat 80, hydrolisierte Gelatine – das hört sich jetzt schon fast lecker an – ich erspare Ihnen daher, wie man diese Gelatine herstellt. Aber diese hydrolisierte Gelatine ist unter anderem dafür zuständig, dass es so viele Allergien bei unseren Kindern gibt. Dann Humanalbumin, das wird aus folgendem Grund mit hinein gepackt in den Impfstoff. Man weiß, also vor allem natürlich die Pharmaindustrie weiß, dass Kinder – also Erwachsene auch, aber vor allem Kinder - durch die Impfung einen anaphylaktischen Schock erleiden können. Der Grund ist, dass der Impfstoff aus Fremdeiweiß besteht und der gelangt auf einem unnatürlichen Weg in den Körper hinein. Daher kann unser Körper mit einem anaphylaktischen Schock auf dieses Fremdeiweiß reagieren. Und um dem vorzubeugen, packt man eine Portion Humanalbumin mit hinein. Damit das Schlimmste vom Schlimmen jedenfalls gleich in der Arztpraxis nicht eintritt und die möglichen Nebenwirkungen ein wenig vertuscht werden. Wie Sie sehen, das hört sich alles ein bisschen so harmlos an, wie die Rückseite von einer Tüte mit Gummibärchen.

Es mag ja sein, dass die Hilfsstoffe in Gummibärchen hineingehören, damit sie schön lange ihre bunten Farben behalten und nicht aneinander kleben, aber ich bin mir absolut nicht sicher, ob diese Adjuvantien irgendetwas in meinem 2 Monate alten Kind zu suchen haben. Wenn der liebe Gott gewollt hätte, dass die neugeborenen Kinder das im Körper haben, dann hätte er sie so auf die Welt geschickt. Da die Natur das nicht gemacht hat, ist zu zweifeln, ob das Zeug da hineingehört.

Aluminiumsulfat ist so gut wie in jedem Impfstoff enthalten. Vielleicht wissen Sie das auch, es gibt ja auch Impfstoffe für den älteren Menschen, je nach Landessitte ab 60 oder 65 Jahren. Dort ist vermehrt Aluminiumsulfat enthalten, weil der ältere Mensch schlechter Antikörper bildet, packt man vermehrt für den älteren Menschen Aluminiumsulfat mit hinein. Jetzt entsteht dadurch aber folgendes Problem: Man weiß, dass Alzheimerpatienten sehr viel Aluminium im Körper haben. Das Vorhandensein von zu viel Aluminium ist ein Auslöser für Alzheimer. Das bedeutet, wir produzieren diese Alzheimerpatienten künstlich durch unsere Impfstoffe.

Dann gibt es als vorletzte Gruppe die sogenannten Zusätze in den Impfstoffen. Da sind einmal Emulgatoren, verantwortlich dafür, dass sich die unterschiedlichen Bestandteile nicht absetzen und alles in einer homogenen Flüssigkeit schwimmt, am liebsten kristallklar.

Antibiotika ist so gut wie in jedem Impfstoff enthalten, meist ein sehr starkes und auch verschiedene untereinander gemischt, damit es sich lohnt. Das hat folgende Gründe: Erstens, diese Impfstoffe, die auf Tieren gezüchtet werden, übertragen Viren und Bakterien von den Tieren über das Serum auf den Menschen. Um diese Viren und Bakterien einigermaßen im Griff zu halten, sind Antibiotika mit drin. Zweitens, dieses Aluminiumsulfat, was ich vorher erwähnt habe, das soll Entzündungen im Körper verursachen. Auf Entzündungen reagiert unser Körper mit Antikörpern, deswegen ist überhaupt Aluminiumsulfat drin. Und damit diese bewusst hervorgerufenen Entzündungen nicht Überhand nehmen, damit man die unter Kontrolle hat, packt man Antibiotika mit hinein.

Dann Formaldehyd, es ist so gut wie in jedem Impfstoff enthalten. Das ist der Stoff, den die Möbelhersteller schon lange nicht mehr bei der Möbelherstellung verwenden dürfen, weil das Einatmen von Formaldehyddämpfen krebserregend ist. Aber unseren zweimonatigen Säuglingen darf man diesen Stoff einfach so in den Körper hineinspritzen. Und dann wird noch behauptet, diese Impfungen machen stramme, gesunde Erwachsene. Wenn ein Stoff schon dafür bekannt ist, dass er beim einfachen Einatmen bereits gesundheitsschädlich ist, sogar bekannt dafür ist, dass er krebserregend ist, wie schädlich muss er dann erst sein, wenn er unter Umgehung von allen möglichen Abwehrmechanismen direkt in den Körper über eine Injektionsnadel hinein gelangt? Da macht die Pharmaindustrie sich keinerlei Gedanken drüber.

Dann gibt es Rückstände in den Impfstoffen. Man hat also alles gefiltert und gereinigt und das Endprodukt weist immer noch Quecksilber auf, als Thiomersal bezeichnet, dann rekombinante Organismen von den gentechnisch hergestellten Impfstoffen, Reste der Nährlösungen. Alles ist immer noch nachweisbar, sprich es kann selbstverständlich auch Schaden im Organismus anrichten.

Kapitel Nr. 5 – Antikörper

Bitte lesen Sie diesen Satz sehr aufmerksam: „Die Pharmaindustrie gibt zu, ohne die zusätzlichen Inhaltstoffe im Impfstoff bilden sich in unserem Organismus keine Antikörper."

Lassen Sie mich das an einem Beispiel verdeutlichen. Wir hatten im letzten Jahr (2007) in der Schweiz die sogenannte Masernepidemie. Mein Sohn war auch betroffen, er hat auch die Masern durchgemacht. Aber dem musste ich nicht nach überstandener Krankheit noch einen halben Teelöffel Quecksilber eingeben oder ein bisschen Aluminium zum Lutschen geben, damit sein Organismus Antikörper bildete. Er ist nach überstandener Krankheit ein Leben lang gegen jede weitere Masernerkrankung geschützt. Warum funktioniert das nicht durch die Impfung? Warum nicht? Weil eine Impfung den Körper auf völlig andere Art und Weise stimuliert. Die Erreger im Impfstoff gelangen auf einem ganz anderen Weg in den Körper hinein, als die eigentlichen tatsächlichen Krankheitserreger. Das hat etwas mit unserem Immunsystem zu tun, da müsste ich jetzt zu sehr in die Tiefe gehen, aber das kann ja jeder selbst nachlesen, entweder in meinem Buch oder in anderer Fachliteratur. Aber das ist genau der Grund, warum eine Impfung mich nicht schützen kann, alias niemanden von uns. Weil man das weiß – also die

Pharmaindustrie weiß es – deshalb müssen sie diese ganzen Zusatzstoffe in den Impfstoff packen, damit sich überhaupt Antikörper bilden. Aber gleichzeitig gibt die Impfforschung seit über 20 Jahren zu, dass Höhe des Antikörpers also die Menge der hervorgebrachten Antikörper durch eine Impfung nichts – aber auch gar nichts – über den Schutz aussagt. Es bedeutet also nicht, dass wenn ich viele Antikörper habe, ich geschützt bin und wenn ich nur wenige Antikörper habe, bin ich geschützt, das heißt es nicht. Das Vorhandensein von Antikörpern bedeutet lediglich, dass mein Organismus mit dem Erreger in Kontakt gekommen ist. Nicht mehr und nicht weniger. Das ist die gesamte Aussage. Nur diese Tatsache ist noch nicht bis ins Volk vorgedrungen, deshalb kann man uns noch erzählen: „Hast Du viele Antikörper bist Du geschützt, hast Du keine, musst Du aufpassen." Aber so funktioniert das eben nicht.

Dieser Giftcocktail – etwas anderes ist eine Impfung nämlich nicht – wird in einen gut durchbluteten Muskel geimpft. Bei Kleinkindern in den Oberschenkel, bei etwas älteren in den Oberarm oder bei uns Erwachsenen je nachdem in etwas exotischere Orte. Dieser Giftcocktail gelangt innerhalb von wenigen Minuten in die Blutbahn des Kindes und von dort in den ganzen Körper, in alle Organe. Innerhalb von wenigen Minuten durchläuft der Impfstoff den kompletten Kreislauf eines Säuglings immer und immer wieder. Bei kleinen Kindern unter drei Jahren besteht nun folgendes Problem: Diese Kleinkinder haben eine extrem durchlässige Blut-Hirn-Schranke. Das bedeutet, alles was sich im Blut befindet, gelangt auch automatisch ins Gehirn dieser Kinder hinein. Und da gelangen jetzt ins Gehirn der Kleinkinder plötzlich Stoffe wie Quecksilber und Aluminium, Schwermetalle. Offiziell gehört Quecksilber nicht zu den Schwermetallen, ich rechne dieses selbst für Erwachsene hochgiftige Metall trotzdem dazu. Unser Körper ist nicht in der Lage, die wieder auszuscheiden. D.h. sie müssen erst in eine andere Form umgewandelt werden, bevor der Körper sie loswerden kann. Ein sehr aufwendiger Umformungs- und Abbauprozess. Während diese Metalle erst noch mit dem Blutkreislauf immer wieder durch alle Organe fließen, kommt es irgendwo irgendwann dazu, dass sie sich ablagern. Sie deponieren sich. Aluminium kann sich in Fettgewebe ablagern, aber es ist bekannt, dass Aluminium und Quecksilber sich mit Vorliebe im Gehirn ablagern.

Welchen Schaden das Quecksilber im Gehirn eines zweimonatigen Säuglings anrichtet, werden wir jetzt nicht feststellen können. Das ist für viele Ärzte der offizielle Grund, warum in so frühem Alter bereits geimpft wird, weil eben zu diesem Zeitpunkt kein Schaden festgestellt werden kann. Den angerichteten Schaden merken wir in aller Regel erst, wenn das Kind ein Jahr alt wird, wenn es aufstehen, laufen und reden soll. Dann merken wir, hier stimmt irgendetwas nicht in der Entwicklung unseres Kindes.

Und dann ist allerdings so viel Zeit vergangen seit der Impfung, dass man uns Eltern klar machen will, dass das nie etwas mit dem Impfen zu tun hatte. Heute erlebe ich es immer wieder, dass die Ärzte dann sagen. „Das Kind hat das von Geburt an, Sie haben das nur nie gemerkt." Das ist für mich der wahre Grund, warum bereits mit 2 Monaten angefangen wird, zu impfen und kein anderer. Der beim Impfen angerichtete Schaden, wird, weil er erst so spät sichtbar wird, nicht mehr mit der Impfung in Bezug gebracht. Damit ist die Pharmaindustrie aus dem Schneider, wie man so schön sagt.

Kapitel Nr. 6 – Nebenwirkungen

Jetzt möchte ich auf ein paar bekannte Nebenwirkungen durch das Impfen eingehen.

Asthma

Asthma ist für mich eine indirekte Nebenwirkung, es entsteht in der Regel dadurch, dass ein Kind nach dem Impfen eine Neurodermitis bekommt. Diese Neurodermitis wird dann falsch behandelt, nämlich mit Kortison, anstelle mit sanften, homöopathischen Mitteln. Was passiert durch das Kortison, die Krankheit geht zurück, wieder in den Körper rein, anstelle das sie raus kann. Sie wird also unterdrückt. Schlussendlich nach einem halben Jahr bis Jahr bekommt das Kleinkind einen ersten Asthmaanfall. Und was passiert dann? Dann wird wieder mir Kortison behandelt und dann sind wir langsam in dem Teufelskreis drin, wo wir, wenn wir jetzt nicht den absoluten Schwenker machen, gar nicht mehr rauskommen. Jedes zehnte Kind im deutschsprachigen Raum hat bereits Asthma, die Tendenz ist steigend. Sehr zur Freude der Pharmaindustrie.

Allergien

Jedes zweite Kind im deutschsprachigen Raum hat bereits irgendeine Allergie, auch hier ist die Tendenz steigend, allerdings kann man sie nicht mehr viel steigern, dann hätte nämlich jedes Kind eine Allergie. Und was heißt EINE Allergie, es gibt ja Kinder, die haben so viele Allergien, da fragt man sich, von was ernähren sich diese Kinder überhaupt noch. Die sind ja langsam gegen alles allergisch.

Die Zusatzstoffe in den Impfseren sind es, es sind nicht die Masernviren oder Keuchhustenbakterien. Es sind die Nervengifte, diese Zusatzstoffe, die zu 99 Prozent verantwortlich dafür sind, dass unsere Kleinkinder bereits an Allergien leiden.

Abwehrschwäche

Die Kinder leiden an viele Erkältungen. Das Immunsystem des Kindes ist völlig auf den Kopf gestellt. Der Grundurgesundheit des Kindes ist der Boden unter den Füßen weggezogen worden. Was passiert? Von jedem kleinsten Windhauch, auf alles was vorbeifliegt wird reagiert mit Erkrankungen, Erkältungen usw.

Häufige Mandel – und Mittelohrentzündungen

Es ist heute gang und gebe, das haben wir erst vor zwei Jahren in einer Podiumsdiskussion mit Prof. Heininger, der sitzt in der STIKO, der ständigen Impfkommission von Deutschland, er sitzt auch bei uns in der Schweiz, der eidgenössischen Impfkommission. Schade dass er heute nicht hier ist, das wäre für ihn mal eine Fortbildung gewesen. Aber er ist heute leider nicht dabei. Professor Heininger ist Kinderarzt, leitender Arzt in der Uniklinik Basel, nicht das Sie meinen, so ein Feld-, Wald und

Wiesenarzt. Er ist schon wer. Er sagte auf der Podiumsdiskussion ins Schweizer Publikum hinein: „Es ist heute in der Schweiz gang und gäbe, dass ein zwei- bis dreijähriges Kind acht bis zehnmal im Jahr eine Mandel- oder Mittelohrentzündung hat."

Da bin ich so wütend geworden, ich habe dann stehend reden müssen, weil ich dabei nicht mehr sitzen bleiben konnte. „Das stimmt nicht. Das es das heute gibt, das ist schlimm genug, aber das heißt noch lange nicht, dass das normal ist."

Diese Dinge werden verschleiert und weil man nicht mehr weiß, was zu machen wäre, sagt man den armen Eltern, das wäre normal, damit müssten sie leben. Ich kann ihnen sagen, das müssen Sie nicht, das ist nämlich eine Abwehrschwäche, die hier durch die Impfungen gesetzt worden ist. Deswegen reagieren die Kleinkinder so.

Sprachstörungen

Mehr als fünfzig Prozent der Schulanfänger im deutschsprachigen Raum – also das ist über die Hälfte der Schulanfänger – können nicht richtig sprechen. Und hier haben wir jetzt diese Stoffe, wie Quecksilber und Aluminium, das sich irgendwo im Gehirn abgelagert hat, z.B. im Sprachzentrum. Und dann merkt man etwa ein Jahr später, wenn das Kind normalerweise anfangen sollte zu sprechen, welche Schäden hier verursacht worden sind.

Verhaltensstörungen

Durch das Quecksilber verursachte Hyperaktivität der Kleinkinder.

Schrilles Schreien

Da möchte ich eine kurze Geschichte dazu erzählen: Die Eltern kommen mit dem wenige Wochen alten Kind nach dem Impfen nach Hause, das Kind schreit wie verrückt. Nicht dieses Schreien, wenn die Windel voll ist, sondern ein unglaubliches, durchdringendes, schrilles Schreien, das einem durch Mark und Bein geht. Die Kinder schreien und sind nicht zu beruhigen. Die Mutter ruft den Arzt an, geht mit dem Kind zurück zum Arzt. Sie sagt: „Bitte helfen Sie mir."

In aller Regel heißt es dann: „Mein Gott, können Sie das eigene Kind nicht beruhigen." Die Mutter wird nach Hause geschickt, mit einem Zäpfchen in der Hand. Ich weiß zwar beim besten Willen nicht, was ein Zäpfchen beim Schreien helfen soll, aber soll angeblich helfen. Es hilft natürlich nicht, das Kind schreit weiter wie am Spieß. In der Nacht schläft das Kind irgendwann ein, völlig erschöpft und ohne jegliche Kraft. Wir betreuen einen kleinen Jungen, der hat 48 Stunden an einem Stück geschrien. Können Sie sich das vorstellen, wenn ein Kind 48 Stunden am Stück schreit und durch nichts zu beruhigen ist? Man kann es sich einfach nicht vorstellen. Danach ist er in einen langen, tiefen Schlaf gefallen. Das Kind war damals sieben Monate alt und heute ist das Kind geistig schwer behindert. Wenn diese Kinder nach dem langen Schreien endlich in tiefen Schlaf fallen, haben oft ihre ersten HHEs, das sind hypotone, hyporesponsive Episoden. Die können Sie als Eltern nur feststellen, wenn Sie zufällig in gerade diesem Moment am Bettchen stehen. Bei den HHEs gibt es zwei Phasen, in der ersten Phase ist das Kind schneeweiß am ganzen Körper, es scheint nicht mehr zu atmen. Wenn man dann seinem Elternreflex folgt und das Kind hochreißt, hat man das Gefühl eine leblose Gliederpuppe in den Armen zu halten. Die Muskulatur ist völlig erschlafft. Ist man in dieser ersten Phase nicht gleich zur Stelle, sondern kommt ein paar Minuten später zu seinem Kind, ist das Kind blau-violett am ganzen Körper. Diese beiden Phasen der HHE finden bei den Kindern auf das schrille, kräftezehrende Schreien in der anschließenden Erschöpfungsphase grundsätzlich statt. In den USA steht in dem Keuchhustenimpfstoff auf dem Beipackzettel drin: Schrilles, unstillbares Schreien bis zu zwei Stunden mit anschließendem, plötzlichem Kindstod. Bei uns im deutschsprachigen Raum steht nur drin: Schrilles, unstillbares Schreien bis zu zwei Stunden. Der zweite Teil des Satzes ist bei uns rausgenommen worden, weil die Pharmaindustrie befürchtete, das könnte die Eltern beunruhigen.

(Nach Ende ihres Vortrages gab Frau Petek dem Publikum Gelegenheit, Fragen zu stellen und ein Herr fragte, warum die Kinder so schlimm schreien würden, er habe das bei einem Enkel selbst vor kurzem nach einer Impfung erlebt. Frau Petek erklärte ihm, dass sich die Säuglinge ja nicht anders ausdrücken können, als über das Schreien. Ursache seien fürchterliche Kopfschmerzen, die das Kind nach der Impfung erleidet. Bei dem Jungen, den sie in Pflege hat, der seit der Impfung geistig schwer behindert ist, hat man ei einer Computertomographie festgestellt, dass am Gehirn ein Schaden entstanden war, etwa in der Größe einer Zwei-Euro-Münze. Der aufnehmende Arzt meinte, es sähe aus, als sei aus dem Gehirn ein Stück in dieser Größe herausgeätzt worden.)

Nach vier Wochen ist in Deutschland die zweite Impfung fällig, in der Schweiz nach acht Wochen. Da geht das ganze wieder von vorne los. Das Schreien beginnt von neuem bis die Kleinen völlig geschwächt sind. Diese HHEs werden mit Sicherheit auftreten, was auch mit großer Sicherheit nach der zweiten Impfung auftreten wird, das sind die ersten Apnoen, also Atemaussetzer. Atemstillstände von wenigen bis zu erschreckend vielen Sekunden.

Sehr viele Kinder, die dann noch ein drittes Mal geimpft werden – die Eltern haben sich vom Arzt breitschlagen lassen – erleben es dann leider gar nicht so selten, dass sie ihre Kinder am Morgen tot im Bett vorfinden. Der unerklärliche plötzliche Kindstod ist eingetreten. In der Schweiz und in Österreich sterben jährlich zwischen sechzig und achtzig Kindern den plötzlichen Kindstod. In Deutschland zwischen sechshundert und achthundert bis zu tausend Kinder pro Jahr.

Bereits seit den fünfziger Jahren, weiß man das zwei Drittel aller Kinder, die an plötzlichem Kindstod sterben, wenige Stunden bis sieben Tage vor ihrem Tod entweder gegen Tetanus, Diphtherie oder vor allen Dingen Keuchhusten geimpft worden sind. Das wird totgeschwiegen, denn eine breite Publikmachung hätte natürlich finanziell gesehen fatale Folgen für die Pharmaindustrie.

Krampfanfälle

Auch darüber kann im Kleingedruckten des Beipackzettels lesen, ich könnte es Ihnen also auch vorlesen, aber leider bekommen die Eltern diese Beipackzettel ja nur äußerst selten einmal zu Gesicht. Fieberkrämpfe sind angesagt, besonders nach der

Masen/Mumps/Röteln-Impfung und nach der Windpocken-Impfung.

Lähmungen

Diese können im geimpften Glied auftreten, also im ganzen Arm, oder ganzen Bein – ja selbst im ganzen Körper. Wie ich schon vorhin sagte, wir sprechen hier von der Verabreichung von Nervengiften.

Epilepsie

Nerven – und Nierenschäden

Die Nieren müssen die Giftstoffe wieder ausscheiden und sind diesen Giften oft überlastet. In diesem Zusammenhang steht im Beipackzettel: Vorrübergehende Nierenschäden. Also, ich weiß nicht, was vorrübergehend ist, wir betreuen im Moment ein Kind, der Junge hat das seit drei Jahren und der läuft immer noch mit der Diagnose ‚vorübergehend'. Für mich wäre vorübergehend, ein paar Stunden oder ein paar Tage, aber ‚vorübergehend' ist ein Gummibegriff, den kann man frei interpretieren.

Autoimmunerkrankungen

Das heißt, das sind Erkrankungen, wo der Körper sich gegen sich selber richtet, z.B. eine Multiple Sklerose. Die Hepatitis-B-Impfung, die neue HPV Gebärmutterhalskrebs-Impfung, FSME-Impfung vor allen Dingen, als auch möglich bei der Zeckenimpfung, die nennen die ja FSME. Also sie sind gewarnt.

In Frankreich finden keine Schulimpfungen mehr statt gegen Hepatitis-B, weil es dort innerhalb von zwei Jahren mehr als sechshundert Fälle von Multipler-Sklerose bei den Schulkindern gegeben. Wir Schweizer und Ihr Deutschen, und die Österreicher auch, Ihr habt den gleichen Impfstoff, wie die Franzosen, so ganz nebenbei. Ich mache mal ein bisschen Werbung, es handelt sich Engerix-B von GLAXO-SMITH-KLINE. Im Beipackzettel der Zeckenimpfung steht übrigens tatsächlich drin: „Diese Impfung kann – wie jede andere Impfung auch – den ersten Schub einer Multiplen Sklerose auslösen."

Diabetes

Zuckerkrankheit, ‚juvenila diabetes'. Bei kleinen Kindern, die im alter von wenigen Monaten an Diabetes erkranken, das ist mittlerweile sehr, sehr häufig, mit steigender Tendenz. Vor allem nach dem Sommer 2007 sind in Österreich extrem viele solche Fälle aufgetreten nach der FSME-Impfung, nach der Mumps- und nach der HIB-Impfung. Diese aufgetretenen Diabetesfälle wurden offiziell und problemlos als Impfschäden anerkannt.

Enzephalitis (Gehirnentzündung)

Meningitis (Gehirnhautentzündung)

Diese beiden Erkrankungen können nach so gut wie jeder Impfung auftreten und stehen auch bei jeder Impfung im Beipackzettel als mögliche Nebenwirkung aufgelistet.

GBS (Guillain-Barré-Syndrom)

Das bedeutet aufsteigende Lähmungen bis hin zur Atemlähmung. Das fängt unten bei den Füßen an und steigt ‚Normalfall' – was immer das ist bei einer Krankheit – bis die Lähmung die Lunge erreicht, wenn dann nicht sofort künstlich beatmet wird, kann die Lähmung zum Tode führen. Diese Krankheit zeigt ihren Verlauf innerhalb von einem Jahr. Ist es allerdings ein Impfschaden, findet der Prozess auf zwei bis drei Monate beschleunigt statt. GBS tritt besonders nach der Zeckenimpfung (FSME) auf und nach der Grippeimpfung.

Chronische Müdigkeit

Depressionen

Das vor allem nach der Hepatitis-A- und B-Impfung.

Unruhe

Das ist meistens bei einem kleinen Kind schon die Vorstufe zu einem hyperaktiven Kind.

Bettnässen

In einem alter, wo das nicht mehr dazu gehört.

Schlafstörungen

Die Kinder hören meist schon in der ersten Nacht nach der Impfung auf, richtig durchzuschlafen. Wenn Säuglinge in der Regel einmal oder zweimal in der Nacht wach werden und gestillt werden müssen, verändert sich deren Schlafverhalten, sie werden fast jede Stunde wach und unruhig. Das kann sich über Jahre hinziehen, bis das aufhört.

Wachstumsstillstand

Über zwei oder gar drei Jahre wachsen die Kinder nicht wie gewohnt.

Entwicklungsrückstände von mehreren Jahren

und

Todesfälle

Das sind keine Einzelfälle sondern leider sehr oft nach dem Impfen.

Kapitel Nr. 7 – Nebenwirkungen von Impfungen in Deutschland

Ich habe ein paar Zahlen von Deutschland, das sind ganz offizielle Zahlen von Impfschäden. Die Österreicher und Schweizer unter den Zuhörern (Lesern) bitte ich prozentual ein bisschen runterzurechnen, dann stimmt das in etwa wieder, schließlich sind wir gleich gebaut und benutzen die gleichen Impfstoffe.

Das PEI (Paul-Ehrlich-Institut) hat innerhalb von zehn Jahren, (das waren die Jahre 1987 bis 1996) 13.141 Meldungen über schwere Reaktionen nach Impfungen gesammelt. Schwer heißt in diesem Sinne Diabetes, Enzephalitis als das sind keine Dinge, wie leichtes Fieber oder Rötungen, wir reden über schwere Fälle. Dabei haben Sie zugegeben – also das Paul-Ehrlich-Institut gab das offiziell bekannt - dass das höchstens fünf Prozent der tatsächlichen Fälle sind, weil die anderen werden leider gar nicht gemeldet oder man ging davon aus, dass der gemeldete Fall nichts mit einer Impfung zu tun haben kann. Oft werden Fälle auch nicht gemeldet, weil der behandelnde Arzt oder die Eltern keinen Zusammenhang mit einer erfolgten Impfung erkennen können.

Wenn man diese Zahl auf 100 Prozent hochrechnen, dann ergibt das pro einzelnem Jahr 26.282 Fälle von schweren Nebenwirkungen oder eben 262.820 Fälle innerhalb von zehn Jahren.

Nach Angaben vom (RKI) Robert-Koch-Institut werden in Deutschland jährlich ca. 40 Millionen Impfungen ausgeführt. Die korrigierte Zahl für 2007 lautet 45 Millionen, die Zahl 40 Millionen betrifft das Jahr 1997. Es erleidet somit jeder 1.522. Geimpfte einen mehr oder weniger schweren Schaden durch die Impfung.

Dr. Hartmann hat diese Zahlen zusammengestellt. Er war damals Leiter des Paul-Ehrlich-Instituts und hat diese Zahlen in seiner Doktorarbeit verwendet. Interessant daran ist, dass Dr. Hartmann – wie gesagt Leiter des Paul-Ehrlich-Instituts – seine Doktorarbeit im Mai 1997 veröffentlicht hat, einen Monat später, also im Juni 1997 ist er fristlos entlassen worden.

Kapitel Nr. 8 – Wirksamkeitsstudien

Es gibt überhaupt keine Kontrollgruppen! Vielleicht darf ich kurz erläutern, wie so eine Kontrollgruppe funktioniert, oder besser, wie sie funktionieren sollte:

Ein Impfstoff oder ein Medikament soll getestet werden, da werden zwei Gruppen gemacht, eine Gruppe bekommt den Impfstoff, die andere ein Placebo. Ein Placebo ist nicht, also im Falle einer Injektion eine simple Kochsalzlösung. Dann beobachtet und vergleicht man diese beiden Gruppen miteinander. Wenn es ganz richtig ist, dann darf natürlich niemand wissen, ob er nur Kochsalz oder Impfstoff bekommen hat. Die Person, die die Injektionen verabreicht, darf auch nicht wissen, welcher Gruppe nun der Impfstoff und welcher das Placebo injiziert wurde. So einen Test nennt man eine ‚randomisierte Doppel-Blind-Studie'. Das ist der Idealfall, so müsste eigentlich jede Studie sein.

Ich nehme an, das leuchtet auch Ihnen ein. So ist man anschließend vorurteilsfrei, wenn die Gruppen miteinander verglichen werden. Wenn ich dann die Beobachtungs- und Untersuchungsberichte lese, erkenne ich: Aha, diese Gruppe ist geschützt gewesen, sie hat zwar ein paar Nebenwirkungen, aber nichts Gewaltiges. Aber die andere Gruppe, die sind alle erkrankt, nachdem sie mit dem Erreger in Berührung kamen. Also ist eindeutig erwiesen, diese Gruppe, die den Impfstoff erhalten hat, die war tatsächlich geschützt. Wir können davon ausgehen, diese Impfung schützt mich zu hundert Prozent.

Aber so wird das bei Impfstoffen leider nicht gemacht. Erstens gibt es keine Kontrollgruppe. Diese Kontrollgruppe findet nur in der Fantasie statt. Bei Impfstoffen gibt es seit Jahrzehnten keine Kontrollgruppen mehr. Jetzt bei der neuen HPV-Impfung – also gegen Gebärmutterhalskrebs – ist es folgendermaßen gewesen:

Die eine Gruppe bekam den Impfstoff gegen Gebärmutterhalskrebs und die andere eine Impfung gegen Hepatitis-A. Die zweite Gruppe bekommt also kein Placebo, sondern einen Impfstoff. Überlegen Sie nur einmal, wenn man diese Gruppen anschließend vergleichen möchte, was da für Aussagen auftreten können. Ich lese die Untersuchungsberichte der Studie, da steht dann etwa so etwas wie: Die VEREN-Gruppe – also die, die den Impfstoff HPV bekommen hat - hatte nicht nennenswert mehr Nebenwirkungen gezeigt, als die Placebo-Gruppe. Das kann man ruhig glauben, denn schließlich hat jeder der Probanden ein Impfserum bekommen. Und jeder Teilnehmer hat schädliche Zusatzstoffe injiziert bekommen. Wenn ich davon aber keine Kenntnis habe, dann denke ich: Aha, diese Impfung ist harmlos, schließlich hat die geimpfte Gruppe keine nennenswerten höheren Nebenwirkungen im Vergleich zur Placebo-Gruppe gezeigt. Das ist aber nicht so.

Die Wirksamkeit wird ausschließlich an der Anzahl der gefundenen Antikörper gemessen. Allerdings wartet man nicht zwanzig oder fünfzig Jahre - das kann sich die Pharmaindustrie gar nicht leisten, die wollen ja jetzt Geld verdienen – man impft und weiß, dass sich die Antikörper nach etwa einer Woche zu bilden anfangen, dann wird den Probanden Blut entnommen und es werden die Antikörper gezählt. Da gibt es dann einen Vergleichsspiegel, was die Zahl der Antikörper anbelangt. Wenn nun viele Antikörper nachgewiesen worden, treffen sie die Aussage: Er ist geschützt. Das macht man heute noch so, obwohl man weiß – ich hatte das vorhin an anderer Stelle schon einmal erklärt – dass die Anzahl der gefundenen Antikörper nichts über den tatsächlichen Schutz oder die Dauer des Schutzes aussagt. Das Vorhandensein von Antikörper sagt nur aus: Dieser Organismus hat Kontakt gehabt. Mehr sagt die Antikörper nicht aus.

Kapitel Nr. 9 – Studienaufträge

Pharmafirmen geben sehr häufig Studien in Auftrag. Die Forscher, die den Studienauftrag erhalten, sind meist Professoren an Kliniken oder renommierten Universitäten, also in unserem Fall in Deutschland, Österreich oder der Schweiz. Die bekommen solche lukrativen Aufträge. Diese Forscher müssen dann diese Studien bei sich, bei Patienten und Probanden durchführen. Hier soll die Wirksamkeit des Impfstoffes oder Medikamentes ausgetestet werden. Wenn diese Pharmakonzerne Geld ausgeben, also hohe Honorare an diese Professoren, die die Wirksamkeit von deren Mitteln testen sollen, sind die Studienergebnisse immer, ich wiederhole immer zu Gunsten der Pharmakonzerne verzerrt.

In den letzten Jahren hat es in der medizinischen Fachwelt Riesenskandale darum gegeben. Einige von den renommierten Fachzeitschriften, wie LANCET, die haben sich ja geweigert, Studien zu veröffentlichen, weil sie gesagt haben, die Studien, die letztendlich zu uns in die Redaktion kommen, sind so manipuliert, dass wir die Veröffentlichung nicht mehr verantworten können. Die Fachzeitschriften haben versucht, eine eigene Ethik-Kommission zu gründen, nur leider sitzen da auch wieder Pharma-Mitglieder mit drin. Letztendlich sieht es dann doch alles wieder gleich aus.

Statistiken

Für einen Pharmakonzern macht es sich immer gut, wenn sie darauf verweisen können, das ein Prof. Dr. Dr. soundso den Impfstoff getestet hat, deshalb bekommen Oberärzte und andere die „nur" einen Doktortitel haben, eher selten solche lukrativen Forschungsaufträge. Die Pharmaunternehmen stellen dem Professor zur Darstellung seines Studienergebnisses einen Statistiker zur Seite. Der Statistiker „feilt" jetzt an den Zahlen rum, bis das Endergebnis für das Pharmaunternehmen – also den Auftraggeber in einem positiven Licht erscheint.

Sie alle kennen bestimmt das Sprichwort: „Vertraue keiner Statistik, die Du nicht selber gefälscht hast." Ich gehe davon aus, dass dieser Ausspruch direkt aus der Pharmaindustrie kommt.

Hier wird solange manipuliert, bis die Studie ein Ergebnis hat, das im Interesse der Pharmaindustrie ist. Es gab da vor kurzem eine Studie von Dr. Ferstrahten, er hat eine Quecksilberstudie bei autistischen Kindern angefertigt. Er hat seinen Abschlussbericht dreimal umgearbeitet. Er hat die erste Version fast veröffentlicht, diese erste Fassung liegt mir vor (mir = Frau Anita Petek). Erst die dritte Version ist dann Schluss letztendlich veröffentlicht worden in der Zeitschrift PEDIATRICS. Ob Sie es glauben oder nicht, in der dritten Version ist das Untersuchungsergebnis das exakte Gegenteil vom Ergebnis in der ersten Version. In der ersten Studie hieß es als Fazit: „Es ist eindeutig bewiesen, dass Quecksilber als Zusatzstoffe im Impfstoff Kinder autistisch machen." In der dritten Version der Studie – nachdem man ihn ausreichend bearbeitet hatte (den Dr. Ferstrahten) - verschiedene Pharmaunternehmen,

CDC usw. da hat man sich in einem Besprechungsraum getroffen und die Dinge geklärt, vielleicht ist auch das Honorar „angepasst" worden. Jedenfalls heißt es im Endergebnis der dritten Version der gleichen Studie: „Die Kinder, die mit quecksilberhaltigen Impfstoffen geimpft wurden, sind geschützt vor Autismus."

In meinem Buch habe ich erklärt, wie die Studie zustande gekommen ist und habe diesen Skandal öffentlich gemacht. Das war vor drei Jahren, daraufhin hat sich Herr Dr. Ferstrathen genötigt gesehen, mich persönlich anzuschreiben. Er möchte da einen Kommentar dazu abgeben. Dem habe ich unter der Bedingung zugestimmt, dass er mir genau erklärt, was da gelaufen ist. Daraufhin wollte er keinen Kommentar mehr dazu abgeben.

Dr. Ferstrathen kommt aus der USA. Als Belohnung für die Studie hat er von GLAXO-SMITH-KLINE in Brüssel eine sehr hohe Stelle angeboten bekommen, die er natürlich angenommen hat. Es geht ums Geld, um nichts anderes.

Wirksamkeitsstudien

Stellt ein Forscher in seinen Untersuchungen fest, dass ein Impfstoff gravierende Nebenwirkungen hat, also negative Daten auftreten, wird die Studie nicht veröffentlicht. Dann verschwindet sie in einer Schublade. Es gibt sehr viel, sehr tiefe Schubladen in der Pharmaindustrie. Laut abgeschlossenem Vertrag ist die Pharma dann nicht verpflichtet, dem Forscher das vereinbarte Honorar auszuzahlen. Er selber darf die Studie dann nicht veröffentlichen, sie ist Eigentum der Pharma.

Vor ein paar Jahren gab es in diesem Zusammenhang in der Fachwelt den Skandal, wo ein schottischer Forscher die Studie dann auf eigene Faust trotzdem veröffentlich hatte. Der Arzt ist daraufhin fristlos entlassen worden aus seiner Klinik.

Er bekam kein Honorar für seine Arbeit, durfte seine Ergebnisse nicht veröffentlichen, verlor seine Arbeitsstelle fristlos. Soweit reicht der Arm der Pharma. Einmal unter uns, der Forscher hat sehr lange an dieser Arbeit gesessen und Zeit und Geld investiert. Zum Schluss bekommt er nichts für die geleistete Forschungsarbeit? Dann ist die Versuchung schon groß, an dem Ergebnis herum zu feilen, bis das Ergebnis doch irgendwie ins Bild passt. Damit man zum Schluss halt sein Geld kriegt.

Es gibt keine einzige Wirksamkeitsstudie von Impfungen. Das hat mir vor kurzem das Robert-Koch-Institut in Deutschland bestätigt. Ich hatte im Zuge meiner recht aufwendigen Recherchen keine finden können und mich daher an das Robert-Koch-Institut gewendet. Daraufhin wurde mir bestätigt, dass es stimmt. Es gibt keine einzige neutrale Wirksamkeitsstudie. Neutral bedeutet, Studien, die von völlig unabhängigen Forschern betrieben wurden und gleichzeitig als randomisierte, placebokontrollierte Doppelblindstudie – ich bin da vorhin schon erklärend darauf eingegangen - erarbeitet wurde und die zusätzlich noch die Unbedenklichkeit und den erwarteten Schutz einer Impfung aufzeigt. Das gibt es weltweit nicht. Das bedeutet, auch unsere Zulassungsbehörden haben keine neutrale Wirksamkeitsstudie vorliegen, und trotzdem werden die Impfungen zugelassen, kaum dass der Impfstoff abgekühlt und abfüllfertig ist.

Kapitel Nr. 10 – Rückläufigkeit von Krankheiten

Warum sind viele Krankheiten rückläufig oder sogar völlig verschwunden? Man müsste doch, auf die letzten Jahrzehnte bezogen davon ausgehen, dass das Resultat der vielen Impfungen ist. Seit mehr als hundert Jahren wird uns das so erzählt. Die Krankheiten seien zurückgedrängt und ausgerottet worden, weil wir uns so fleißig impfen. Wenn wir allerdings aufhören würden mit dem Impfen – das ist das Damoklesschwert, welches sie ständig über uns schwingen lassen – dann kämen diese Krankheiten alle wieder zurück. Stimmt das? Nein, das stimmt nicht. Abgesehen einmal, dass wir heute neue Krankheiten haben, an die man vor hundert Jahren noch gar nicht gedacht hatte, aber das ist ein anderes Thema.

Verantwortlich für den gewaltigen Rückgang von Krankheiten sind im Grunde ganz simple Dinge. In diesem Zusammenhang möchte ich ein Buch empfehlen, von Dr. Buchwald „Impfen das Geschäft mit der Angst". In dem Buch finden Sie jede Menge Grafiken und Statistiken, die er nicht selbst „gebastelt" hat, sondern es sind offizielle Grafiken namhafter Institutionen, teils sogar zu Aussagen die ganze Welt betreffend, aber speziell den deutschsprachigen Raum. Dr. Buchwald hat belegen können, dass jede einzelne Krankheit, die wir impfen, bereits rückläufig war, was die Schwere der Symptome und die Häufigkeit anbelangt, bevor die Impfung dagegen eingeführt worden war. Und niemand wird allen Ernstes behaupten, dass eine Impfung rückwirkende Wirkung hätte. Das gibt es dann doch noch nicht. Das würde man nicht mal den Pharmakonzernen glauben. Verantwortlich hingegen sind für diesen Rückgang ganz einfache Dinge. Da wäre zum einen:

Die ausreichende Ernährung

Vor etwa einhundertfünfzig Jahren gab es in der Schweiz die letzte Hungersnot. Das hat mich selber auch erstaunt. Vor 150 Jahren! Weiß heute jemand in Mitteleuropa, was Hunger bedeutet? Nein, das kennt heute niemand mehr. Tagelang nichts Essbares vorzufinden, katastrophale Missernten und das Sterben zu Zigtausenden, solche Situationen gehören für uns zum Mittelalter. Vielleicht haben wir noch Idee, wenn wir Bilder oder Dokumentationen sehen von Afrika her, da ahnen wir, was Hunger ist. Die Kriegsgeneration, also die Älteren unter Ihnen, die ahnen noch so einigermaßen, was Hunger bedeutet.

Die Schweizer Schuljungend war noch bis in die Mitte der Sechziger Jahre etwa zu 50 Prozent unterernährt. Wie schauen sie heute aus? Heute kann man aus einem Kind zwei machen und es bleibt für ein drittes noch etwas übrig. Heute haben wir keine Krankheiten mehr, weil die Kinder unterernährt sind, heute haben wir Krankheiten, weil die Kinder überernährt sind. Ich vermeide jetzt ganz bewusst das Ernährungsthema hinsichtlich Qualität, ich spreche nur von der Quantität. Heute haben wir Krankheiten, weil die Kinder zu gut ernährt sind.

Sauberes Trinkwasser

Vor einhundert Jahren, ja stellenweise sogar vor 50 Jahren gab es kein sauberes Trinkwasser bei uns. Und wenn Sie sich heute vorstellen, dass es immer noch in Afrika Frauen gibt, die Stundenlang laufen müssen, bis sie zu einem Wasserloch kommen, um dann dort eine braune Brühe zu schöpfen und nach Hause zu tragen. Da würden wir uns nicht mal die Füße darin waschen, das ist deren Trinkwasser. Diese Zustände kennen wir nicht, nicht einmal während der beiden großen Weltkriege war das Trinkwasser so schlecht. Deutschland und die Schweiz sind weltweit die einzigen Länder, wo man das Wasser bedenkenlos aus dem Wasserhahn trinken kann? Wir sind verwöhnt, maßlos verwöhnt. Nur wir sind uns dessen überhaupt gar nicht mehr bewusst. Wir nehmen diese Errungenschaften selbstverständlich hin und sollten eigentlich dankbar dafür sein.

Hygiene

Vor zweihundert Jahren gab es ja nicht einmal Seife. Deshalb haben wir ja Parfüm und Puder erfunden. Denken sie an die Plumpsklos auf der halben Stiege in den Häusern, oder weit hinten im Garten das Herzhäuschen. Da alles hat sich sehr gewandelt. Heute haben wir Krankheiten wegen zu viel Hygiene. Jetzt heißt es ja neuerdings, die Kinder sollten vielleicht doch wieder ein bisschen im Sand spielen und auch etwas Dreck fressen und Sand, um das Immunsystem anzukurbeln. Vor drei Jahren noch wurde ja beinahe empfohlen, die Kinder dreimal täglich von Kopf bis Fuß zu desinfizieren. Heute wissen wir aus vielen Untersuchungen, dass Kinder aus ländlichen Gegenden, die auf

Bauernhöfen z.B. aufwachsen, mit den unterschiedlichsten Tieren und deren Exkrementen in Berührung kommen, sehr viel widerstandsfähiger sind, als moderne Stattkinder. Bei den Landkindern gibt es kaum Allergien, bei den Stadtkindern ist die Tendenz rapide steigend.

Wir Menschen neigen dazu, von einem Extrem ins andere zu verfallen. Den gesunden Mittelweg, den haben wir irgendwie noch nicht so ganz richtig raus.

Saubere, trockene und warme Wohnungen

Gut, ‚sauber‘ da gehe ich jetzt nicht drauf ein, das ist ein sehr relativer Begriff. Aber trockene und warme Wohnungen, die sind der Hauptgrund, warum bei uns die Tuberkulose zurückgegangen ist. Die Tuberkulose spielt so gut wie überhaupt keine Rolle mehr bei uns hier in den mitteleuropäischen Ländern, überhaupt in den industrialisierten Ländern. Dieser erfreuliche Komfort hat sich eigentlich erst nach dem zweiten Weltkrieg für uns so entwickelt. Es ist also noch gar nicht so lange her.

All diese kleinen simplen Faktoren sind die Auslöser, dass sich unsere Grundgesundheit gehoben hat. Diese Dinge sind die Basis unserer Gesundheit. Wenn die stimmt, dann muss ich auch vor dem Rest keine Angst mehr zu haben.

Frieden und Wohlstand

Das ist auch ganz wichtig, Frieden und Wohlstand. Wenn ich den Begriff Wohlstand hier verwende, meine ich damit nicht die Zahlen auf Ihrem Girokonto. Wohlstand, den ich hier meine, hat etwas damit zu tun, wenn wir durch unsere Lande fahren und es ist eine Freude zu betrachten, wie alles wohlgeordnet ist, es herrscht Frieden und man sieht den Wohlstand. Die Häuser, die Tiere, die Menschen. Man sieht einfach, dass es uns gut geht. Mit Wohlstand meine ich den Zustand jetzt im Vergleich zu den Zeiten vor sechzig oder siebzig Jahren.

Und Frieden natürlich. Wenn eine Frau in Afrika lebt, kennt sie diesen Frieden nicht. Oft muss sie stundenlang durch die Hitze laufen, mit einem Baby auf dem Rücken, einem Kind an der Hand und einem dritten im Mutterleib und läuft Gefahr auf Ihrem Weg ins Flüchtlingslager mehrfach vergewaltigt zu werden, das können wir uns nicht vorstellen. Wir können nur hoffen, dass diese Zustände nie mehr zu uns nach Europa kommen und auch hoffen, dass diese Zustände so schnell wie möglich auch in Afrika aufhören.

Frieden und Wohlstand bringen uns auch Gesundheit.

Kapitel Nr. 11 – Impfschutz

Lesen Sie bitte diesen Satz ganz sorgfältig durch: „Es gibt keine Impfung, die auch nur für wenige Stunden imstande ist, uns, unsere Kinder oder unsere Tiere vor einer Krankheit zu schützen."

Wenn ich diesen Satz ausspreche, schockiere ich hin und wieder die Menschen, aber ich befasse mich mit diesem Thema jetzt etwa 20 Jahre und bis heute hat mir noch niemand das Gegenteil beweisen können. Keine einzige Impfung ist dazu in der Lage. Ein geimpfter Mensch, wenn er in die Versuchung kommt zu erkranken, sei es durch Unfall, Schwächung der Gesamtgesundheit oder Ansteckung, er wird genauso erkranken, wie der ungeimpfte Nachbar nebendran. Es gibt keinen Unterschied, er wird auch nicht weniger schlimm erkranken oder schneller wieder gesund werden. Er wird auch nicht weniger Komplikationen erleiden aufgrund seines „Impfschutzes". Er wird schlicht und ergreifend genau so krank, wie jeder andere. Das haben wir hier in der Schweiz bei der Mumps-Epidemie. Das ist übrigens meine Lieblingsepidemie. Die begann etwa im Herbst 1999 und dauerte bis April 2000. Da hatte Mumps die Schweiz heimgesucht. Jetzt wird ja Geschrei gemacht, wegen der dummen Masern-Epidemie. Wir haben im Moment (2008) etwa knapp 800 Fälle in der gesamten Schweiz innerhalb von zwei Jahren – muss ich dazu sagen. Damals sind innerhalb von einem halben Jahr 15.000 Kinder an Mumps erkrankt. Der Virus hat sich über den Gotthard bis ins Tessin ausgebreitet. Über diese Epidemie las man kaum etwas, da wurde nicht darüber gesprochen, weder in den Nachrichten, im Fernsehen oder in der Tagespresse. Ich habe sehr viele Vorträge in Deutschland und Österreich auf Ärztekongressen gehalten, die Besucher – also medizinische Fachleute, die haben nichts von dieser Epidemie gewusst. Und wissen Sie auch, warum nicht? Das war nämlich oberpeinlich für die Pharmakonzerne, diese Epidemie. Es hat sich nämlich herausgestellt –also das Bundesamt für Gesundheit hat den Ärzten gegenüber zugeben müssen, dass von diesen erkrankten 15.000 Kindern mehr als fünfundsiebzig Prozent vorschriftsmäßig – sprich zweimal - geimpft waren und haben trotzdem Mumps gekriegt.

Das kann nur einen Schluss zulassen: Wenn Sie wollen, dass Ihr Kind den Mumps bekommt, lassen Sie es impfen! Das ist die einzig sichere Möglichkeit… - Also das war jetzt ein Scherz meinerseits. Ich weiß, ich bin nicht gut mit Scherzen. Daher bitte nicht nachmachen, nicht das einer von Ihnen das als ernst aufgefasst hat."

Zum Schluss stellte Frau Anita Petek noch ihre beiden neuen Bücher Band I und Band II „Kritische Analyse der Impfproblematik" vor, verwies auf eine Veranstaltung in Luzern und machte auf die Zeitschrift IMPULS aufmerksam, die einzige deutschsprachige impfkritische Zeitschrift zu dem Zeitpunkt.

Als Abschiedswort sagte Frau Petek:

„Für mich gibt es nur zwei Gruppen von Kindern, die man nicht impfen lassen sollte. Das sind zum einen die bereits erkrankten Kinder. Die dürfen auf keinen Fall zusätzlich belastet werden mit weiteren Erregern und schlimmen Zusatzstoffen. Und gesunde Kinder sind die andere Gruppe. Gesunde Kinder brauchen keinerlei Impfung. Die Kinder, die jetzt noch übrig sind, die Sie keiner dieser beiden Gruppen zuordnen können, die könnte man meiner Auffassung nach ruhig impfen. Nur ich fürchte, da bleiben nicht viele übrig. Und dies wäre meine Vision, dass unsere zukünftigen Generationen gesund und ohne Impfungen heranwachsen dürfen und damit ein gutes Fundament für die zukünftige Menschheit darstellen. Und damit möchte ich mich bei Ihnen allen ganz recht herzlich für das lange und geduldige Zuhören bedanken.

Kapitel Nr. 12 - Tetanus

Der Journalist und Autodidakt Hans U. P. Tolzin ist ein ebenso streitbarer Impfgegner wie Frau Petek. Hier einige Auszüge aus seinen Forschungsergebnissen in Sachen Tetanus-Schutzimpfung.

Tetanus – auf Deutsch „Wundstarrkrampf" – ist die wohl meist gefürchtete Infektionskrankheit, gegen die es eine Impfung gibt. Tatsächlich ist die extreme Form von Tetanus für den Patienten äußerst qualvoll und häufig tödlich. Doch in Deutschland ist die Erkrankung derart selten geworden, dass kaum noch jemand von sich sagen kann, diese Erkrankung selbst oder bei einem anderen Menschen erlebt zu haben. Darum lohnt sich vor einer Impfentscheidung ein kritischer Blick auf die Symptome, die Erkrankungsrisiken und darauf, was die offizielle Lehrmeinung zur Krankheit und ihre Ursachen sagt.

Tetanus und die Widersprüche der Bakterien-Hypothese

Tetanus wird durch ein Gift ausgelöst, welches von einem stäbchenförmigen Bakterium abgesondert wird, welches durch Verletzungen in die Körper seiner Opfer eindringt. Wer dem Bakterium oder seinem Gift ausgesetzt ist, wird je nach Anzahl der eindringenden Bakterien und Menge des erzeugten Toxins unweigerlich an Tetanus erkranken oder sogar sterben. So jedenfalls erzählen es uns die Mikrobiologen, Impfexperten und Gesundheitsbehörden seit etwa 130 Jahren. Doch es gibt einige Beobachtungen und Forschungsergebnisse, die nicht in dieses Bild passen wollen – und die von den Gesundheitsbehörden mehr oder weniger beharrlich ignoriert werden.

Tetanus und die Widersprüche der Toxin-Antitoxin-Hypothese

Nicht nur die Bakterien-Hypothese als Ursache von Tetanus hat einige Ungereimtheiten und Widersprüche, auch rund um den Themenkomplex „Toxin – Antitoxin – Immunität" gibt es Beobachtungen und Forschungsergebnisse, die einfach nicht zur offiziellen Sichtweise der Gesundheitsbehörden und Impfexperten passen, ja sogar jegliche Logik vermissen lassen. Nachfolgend werden einige der wichtigsten Aspekte in diesem Zusammenhang, die Einfluss auf eine individuelle Impfentscheidung nehmen können, diskutiert.

Tetanus-Impfung: Keine Garantie auf Nichterkrankung!

Wenn man vor der Impfentscheidung für sich oder seine Kinder steht, ist die wichtigste Frage die nach der Wirksamkeit: Gibt es für Geimpfte eine Garantie auf Nichterkrankung? Zahlreiche Beispiele zeigen, dass dem nicht so ist: Auch ein Teil der Geimpften erkrankt regelmäßig an Tetanus – selbst dann, wenn sie einen hohen Antikörpertiter vorweisen können.

Weitere Fragen rund um die Tetanus-Durchimpfungspolitik

Das höchste Ideal und Ziel der deutschen Bundesbehörden ist die möglichst 100%ige Durchimpfung der gesamten Bevölkerung. Daran messen sie sich und über die offiziellen Durchimpfungsraten konkurrieren sie und ihre Amtsleiter miteinander. Das treibt so manche Stilblüten – und die pauschale Tetanus-Impfung von Kindern bei Verletzungen macht aus verschiedenen Gründen eigentlich gar keinen Sinn.

Rückgang der Todesfälle im Ersten Weltkrieg ein Beweis?

Der statistische Rückgang von Tetanus-Todesfällen während des ersten Weltkrieges wird oftmals als Beweis für den Nutzen der Serumtherapie (= Passiv-Impfung) angesehen. Doch der Erste Weltkrieg war für Militärärzte ein wahres Experimentierfeld für neue Methoden. Mangels systematischer Studien kann ein entsprechender Zusammenhang kaum belegt werden.

Rückgang der Erkrankungen unabhängig von Impfungen

Seit über 100 Jahren ist die Zahl der Tetanus-Erkrankungen global auf dem Rückzug. Dies wird von vielen Laien und Experten immer wieder als schlagendes Argument für den Nutzen der Impfung angeführt. Doch da es eine ganze Reihe von möglichen Ursachen für diesen Rückgang gibt, lohnt sich ein etwas genauerer Blick auf die Umstände des Rückgangs.

Aufräum-Kommando im Auftrag unseres Körpers?

Das sogenannte Tetanus-Bakterium scheint ein natürlicher – und vielleicht sogar ein nützlicher – Bewohner im Darm des Menschen und seiner Haustiere zu sein und auf diesem Wege auch auf den

Ackerboden zu gelangen, der das größte Risiko für eine Tetanuserkrankung beinhaltet. Die Konsequenz: Das Tetanus-Bakterium muss mangels Beweisen freigesprochen und das Verfahren gegen Unbekannt neu aufgerollt werden.

Der historische Streit um die Ursachen von Tetanus

Die Hypothese von Robert Koch und seinen Anhängern, Tetanus werde durch von außen in den Organismus eindringende Bakterien verursacht, blieb nicht unwidersprochen. Tatsächlich gab es unter Kochs Zeitgenossen eine ganze Reihe von namhaften Medizinern und Mikrobiologen, die aufgrund ihrer – auf geduldige und genaue Beobachtungen unter dem Lichtmikroskop basierenden – Forschungsergebnisse zu ganz anderen Schlussfolgerungen gekommen waren. Der letztendliche Sieg der Monomorphisten über die Pleomorphisten ist aufgrund seiner weitreichenden Konsequenzen vielleicht eine der größten Tragödien der Menschheitsgeschichte.

Sind Tierversuche ohne weiteres auf den Menschen übertragbar?

Wie wir im nachfolgenden Artikel noch detaillierter sehen werden, basiert das „Wissen" der Gesundheitsbehörden und Impfexperten auf Tierversuchen, wie sie seit ca. 130 Jahren durchgeführt werden. Diese Tierversuche sind nicht nur die Basis für die Toxin-Antitoxin-Hypothese, sondern auch für die Einführung der Passiv- sowie der Aktiv-Impfung gegen Tetanus. Doch inwieweit sind diese Tierversuche auf den Menschen übertragbar? Inwieweit können wir den auf diese Weise gewonnenen „Erkenntnissen" und Schlussfolgerungen vertrauen?

Fehlende Kontrollversuche und wissenschaftlicher Selbstbetrug

Tierversuche zur Überprüfung einer Arbeitshypothese machen ohne Kontrollversuche, die die Möglichkeit des Irrtums weitgehend ausschließen, keinen Sinn. Es sei denn, man hat gar nicht die Absicht, von der eigenen Lieblingshypothese abweichende Erkenntnisse zum Zuge kommen zu lassen. Genau dies scheint jedoch bei den Tierversuchen, auf denen die Tetanusforschung bis heute basiert, der Fall zu sein. Weder gab es Kontrollexperimente oder Kontrollgruppen, noch wurde je in Erwägung gezogen, dass die verwendeten zahlreichen Chemikalien die Ergebnisse der Versuche verfälschen könnten.

Kapitel Nr. 13 - Tetanus-Impfung nach Verletzung: Eine Entscheidungshilfe

In Deutschland besteht seit Jahrzehnten keine Impfpflicht mehr. Impfungen sind rechtlich gesehen sogar Körperverletzungen, die der mündigen Einwilligung bedürfen. Doch immer wieder kommt es vor, dass Ärzte bei verletzten Minderjährigen einen Richter konsultieren, um eine Tetanus-Impfung auch gegen den erklärten Willen des Impflings und seiner Eltern zu erzwingen. Die Begründung: Im Falle des Nichtimpfens bestünde Lebensgefahr für den jungen Patienten. Zudem überwiege der Nutzen der Impfung das Risiko bei weitem. Doch aufgrund welcher Daten lässt sich diese angebliche Gefahr für das Leben und diese Einschätzung möglicher Nutzen und Risiken begründen?

Tetanusgefährdete und nicht tetanusgefährdete Wunden

Die Tetanus-Bakterien sind laut Ärzte-Merkblatt des Robert-Koch-Instituts (RKI), der deutschen Seuchenbehörde, licht- und sauerstoffempfindlich. Für eher oberflächliche Wunden, die Luft und Licht ausgesetzt sind, besteht somit auch aus schulmedizinischer Sicht keine Tetanusgefahr. Anders verhält es sich bei tieferen Wunden, insbesondere wenn sie verunreinigt sind und nicht bluten. Wird eine tiefere Wunde dagegen gut durchblutet, können auch hier Anaerobier nicht überleben.

Gefährdet sind insbesondere verschmutzte Wunden und solche, in denen sich zerstörtes Gewebe befindet. Doch es gehört ja zu den Aufgaben des behandelnden Arztes, die Wunde nach allen Regeln der Kunst zu reinigen, zerstörtes Gewebe zu entfernen und dafür zu sorgen, dass ggf. Eiter und andere Wundsekrete abfließen können. Es ist allgemein unbestritten, dass die Einführung von hygienischen Bedingungen bei der Wundversorgung z. B. durch Ignaz Semmelweis (erstmals 1848) und Joseph Lister (erstmals 1867) eine wesentliche Ursache für den Rückgang von Wundinfektionen (einschließlich Tetanus) darstellt. Dazu kam im Verlauf des ersten Weltkriegs ein Wandel in der chirurgischen Wundversorgung: Der Arzt und Homöopath Dr. Johann Loibner, der sich intensiv mit der Tetanusfrage auseinandergesetzt hat, schreibt:

„Anfangs wurden die Wunden meist primär verschlossen. Später legte man Wert auf die Wundexzision (Ausschneidung) und die Entfernung nekrotischer (abgestorbener) Teile."

Tetanus in ungeimpften Bevölkerungen

Wie hoch ist nun aber das Tetanus-Restrisiko tatsächlich? Arthur Nicolaier, gefeierter Pionier der Tetanusforschung und späterer Medizin-Professor, schrieb 1885 in seiner Doktorarbeit:

„In unserem Klima ist Tetanus eine relativ seltene Krankheit. Das größte Kontingent zu derselben stellen bei uns neugeborene Kinder, bei denen der Starrkrampf zur Zeit der Nabelabstoßung auszubrechen pflegt."

Tetanus war also schon immer selten. Selbst der Neugeborenen-Tetanus, der in manchen sehr armen Ländern weiterhin ein Problem darstellt, ist durch einfache hygienische Maßnahmen weitgehend in den Griff zu bekommen: Laut WHO wurde in China zwischen 1948 und 1971 allein auf diese Weise die Tetanusrate um mehr als 99 % gesenkt!

Seit mindestens 30 Jahren keine Todesfälle

Ausgehend von einer Geburtenrate in Deutschland von ca. 700.000 Kindern jährlich und einer maximalen Durchimpfungsrate von etwa 97 % (Einschulungsuntersuchung) bleiben jedes Jahr mindestens 21.000 Kinder in Deutschland ungeimpft. Damit sind mindestens 210.000 Kinder bis 10 Jahre und 315.000 Kinder bis 15 Jahre ungeimpft.

Nahezu jedes Kind wird sich bis zu diesem Alter mehrmals leichter oder schwerer verletzt haben. Dennoch gab es in Deutschland in den letzten 30 Jahren keine Todesfälle von Kindern unter 15 Jahren, und einen einzigen Todesfall unter 40 Jahren (bei unbekanntem Impfstatus). Die Anzahl der in Deutschland statistisch erfassten Tetanuserkrankungen lag im gleichen Zeitraum über alle Altersgruppen bei jährlich weniger als 20 Fällen, die Anzahl der Todesfälle bei weniger als 10 Fällen, in den letzten Jahren sogar bei weniger als 5 Fällen.

Tetanus ist vorwiegend, wie z. B. die Todesfallstatistik des statistischen Bundesamtes zeigt, eine Erkrankung von alten Menschen ab 70 Jahren.

Die Hälfte der Bevölkerung „ungeschützt"?

Aus Sicht der Hersteller und der zuständigen Gesundheitsbehörden ist ein als ausreichend angesehener Antikörper-Titer im Blut eine Garantie für Immunität bzw. Nichtempfänglichkeit für Tetanus. Deshalb wird bei der Zulassung von Tetanus-Impfstoffen durch das Paul-Ehrlich-Institut (PEI) im Rahmen des Wirkungsnachweises ausschließlich die Höhe des Titers gemessen.

Verschiedene Untersuchungen legen nahe, dass möglicherweise nicht nur die erwähnten drei Prozent Ungeimpfte über zu wenig Antikörper gegen das Tetanustoxin verfügen. Es ist von bis zu 50 % der Bevölkerung die Rede, deren Titer – unabhängig vom Impfstatus – mangelhaft ist. Das wären im Extremfall mehr als 40 Millionen Menschen! Dennoch sind es in Deutschland jedes Jahr aktuell nur etwa zwei Handvoll erfasste Erkrankungen und eine Handvoll Todesfälle. Das Risiko, an Tetanus zu erkranken, liegt in Deutschland damit – trotz vieler tausend Unfälle und Verletzungen – unter der statistischen Wahrscheinlichkeit, an einem Blitzschlag zu sterben.

Schützende und nicht schützende Antikörper

Doch auch ein hoher Antikörper-Titer scheint nicht in allen Fällen ein Garant für Nichterkrankung zu sein. Die Zeitschrift „impfreport" bezieht sich auf drei Publikationen, die von Tetanuserkrankungen trotz nachweislich hohem Titer berichten.

Selbst das RKI wundert sich in seinem Epidemiologischen Bulletin Nr. 24/2008 über einen Erkrankungsfall trotz ausreichendem Antikörper-Titer und kommt zu dem Schluss, dass es zwei Arten von Tetanus-Antikörpern geben muss: Solche, die schützen, und solche, die nicht schützen.

Es ist also völlig unklar, wer von den Personen, die einen ausreichend hohen Antikörper-Titer vorweisen können, tatsächlich geschützt ist.

Unverständliche Impfpolitik

Angesichts dieser verwirrenden Datenlage muss es irritieren, wenn das RKI auf der einen Seite zwar zwischen tetanusgefährdeten und nicht tetanusgefährdeten Wunden unterscheidet, andererseits jedoch pauschal in beiden Fällen die aktive und die passive Impfung empfiehlt.

Das vermittelt den Eindruck, als solle die Impfung nach dem Gießkannenprinzip und ohne Rücksicht auf die individuelle Situation durchgesetzt werden. Hier hilft als Argument noch nicht einmal der bei anderen Impfungen häufig propagierte Herdenschutz, denn eine Ansteckung von Mensch zu Mensch ist auch aus Sicht des RKI bei Tetanus nicht möglich.

Medizinisches Dogma?

Auf meine Nachfragen konnten weder das RKI noch das PEI Studien vorlegen, aus denen eindeutig hervorgeht, dass Personen mit einem hohen Tetanus-Antikörpertiter seltener an Wundstarrkrampf erkranken als Personen ohne nachweisbaren Titer.

Somit kann nicht ausgeschlossen werden, dass die angebliche Schutzwirkung von Antikörpern nur auf einem medizinischen Dogma beruht. Die Rolle der so genannten Antikörper im Krankheitsgeschehen scheint entgegen der herrschenden Lehrmeinung nicht eindeutig geklärt zu sein.

Rückgang unabhängig von der Impfung

Wenn es weder aussagekräftige Wirksamkeitsstudien mit Geimpften und Placebo-Geimpften noch wissenschaftliche Nachweise für die Schutzwirkung von Antikörpern gibt, könnte man dann wenigstens aus dem allgemeinen Rückgang der Tetanuserkrankungen in den letzten 100 Jahren eine Wirksamkeit der Massenimpfungen ablesen?

Die Antwort wird durch den Umstand, dass sich die hygienischen und sonstigen Lebensbedingungen sowie die Art der Wundversorgung im gleichen Zeitraum enorm verändert haben, erschwert: Selbst wenn der Rückgang der Erkrankungen mit der Einführung der Impfungen zusammenfiele, müssten die restlichen Einflussfaktoren berücksichtigt werden. Mir liegen jedoch drei interessante Statistiken vor, die in ihrer grafischen Darstellung deutlich aufzeigen, dass der Rückgang bereits vor Einführung der Impfungen begonnen hat und die Impfungen keinen eindeutigen (positiven) Einfluss auf die Erkrankungszahlen hatten.

Somit entfällt auch das letzte mögliche Argument, das nachvollziehbar für einen Nutzen der Impfung sprechen könnte.

Offiziell zugegebene Nebenwirkungen

Dem vermeintlichen Nutzen der Impfung stehen natürlich gewisse Risiken gegenüber. Niemand würde im Ernst behaupten, dass das Risiko für Nebenwirkungen und Impfschäden bei null läge. Uneinigkeit besteht nur darin, wie groß das Risiko aus statistischer Sicht ist.

In den Produktinformationen der Tetanus-Impfstoffe sind zahlreiche mögliche Nebenwirkungen aufgeführt, die allerdings je nach Art der Reaktion „häufig" (bis zu 1 unter 10) bis „sehr selten" (bis zu 1 unter 10.000) auftreten. In der Regel treten die leichteren Nebenwirkungen häufiger, die schwereren Nebenwirkungen seltener auf. Jürgen Fridrich, Vorsitzender des impfkritischen Vereins „Libertas & Sanitas e.V.", kommt nun beim Nachrechnen zu dem Ergebnis, dass in der Summe aller aufgelisteten Nebenwirkungen bei bis zu einem unter 42 Geimpften schwerwiegende Nebenwirkungen auftreten. Sollte diese Rechnung auch nur annähernd zutreffen, kann von einem „geringen" oder „vernachlässigbaren" Impfrisiko nicht mehr die Rede sein!

Allein 2003 wurden 8,5 Millionen Impfstoffdosen mit Tetanus-Komponente verabreicht. Wenn tatsächlich jeder 42. eine stärkere Nebenwirkung zu erleiden hatte und wir bei allen von einer Impfserie von drei Dosen ausgehen, wären das allein in diesem Jahr mehr als 67.000 Erkrankungen durch die Impfung. Dem stehen auf der anderen Seite etwa 20 Tetanus-Erkrankungen gegenüber.

Jährlich 500 Erkrankungen und 15 Todesfälle

Solche Zahlen, vor allem natürlich, wenn sie von Impfkritikern stammen, ernten in der Regel Unglauben: Wenn die Impfung wirklich so viel Schaden anrichtet, wäre das doch aufgefallen, oder?

Die Daten über Nebenwirkungen in den Produktinformationen der Impfstoffe stammen aus den Zulassungsstudien. Aufgrund ihrer beschränkten Größe und Laufzeit kann jedoch nur ein Bruchteil der schwerwiegenden Impfkomplikationen erfasst und in den Produktinformationen berücksichtigt werden. Deshalb spielt das Meldesystem für Impfkomplikationen eine besondere Rolle bei der Beurteilung des Risikoprofils von Impfstoffen. Im Jahresdurchschnitt werden im Zusammenhang mit Impfstoffen 500 Erkrankungen gemeldet. Darunter haben durchschnittlich 3 % (14 Fälle) einen bleibenden Schaden erlitten, und ebenfalls 3 % (15 Fälle) sind gestorben. Zum Zeitpunkt der Meldung waren 18 % (89 Fälle) nicht genesen und bei etwa einem Fünftel (98 Fälle) ist der gesundheitliche Status zum Zeitpunkt der Meldung völlig unbekannt.

Das PEI, das die Meldungen in einer Internet-Datenbank bereitstellt, argumentiert regelmäßig, die Impfstoffe seien deshalb als sicher anzusehen, weil in keinem einzigen Fall ein eindeutiger Zusammenhang mit der Impfung bewiesen werden konnte. Dies ist im Prinzip auch richtig. Dem steht jedoch entgegen, dass das Wissen der Medizin über die biochemischen Zusammenhänge und die Wirkungen der Impfstoffbestandteile auf die komplexen Wechselwirkungen im Organismus beschränkt ist. Dies räumt auch Prof. Dr. Sieghart Dittmann, Mitglied der Ständigen Impfkommission (STIKO), die im Auftrag des

Bundesgesundheitsministeriums öffentliche Impfempfehlungen ausspricht, im Bundesgesundheitsblatt ein.

Dreht man allerdings die Beweispflicht um, wird auch andersherum ein Schuh draus: In keinem einzigen Fall konnte das PEI den Zusammenhang mit der Impfung eindeutig widerlegen! Dies wäre auch nur im Zuge einer Prüfung und Bewertung der gemeldeten Fälle möglich. Dazu fehlen dem PEI jedoch entweder die notwendigen Kapazitäten oder aber der Wille. Denn: Die Meldungen mit unbekanntem Gesundheitsstatus behalten diesen Status in aller Regel auch noch nach Jahren, was darauf hindeutet, dass sie von der Behörde zwar in Empfang genommen und in eine Datenbank eingetragen, danach jedoch nicht mehr angefasst wurden.

Wie viele Dauerschäden und Todesfälle sich letzten Endes hinter dem Status „unbekannt" verbergen, weiß niemand. Vor dem Hintergrund, dass Impfungen rechtlich gesehen zunächst einmal Körperverletzungen sind und jeder Arzt nach dem hippokratischen Wahlspruch „Primum nil nocere" („zuallererst nicht schaden") handeln sollte, ist es kaum nachvollziehbar, wie die Verantwortlichen des PEI mit dieser Ungewissheit leben können.

„Keine Angaben über Häufigkeit bestimmter unerwünschter Reaktionen möglich"

Obwohl es seit 2001 mit dem Inkrafttreten des Infektionsschutzgesetzes (IfSG) eine Meldepflicht für jeden Verdachtsfall einer Impfkomplikation gibt und meldeunwilligen Ärzten und Heilpraktikern ein Bußgeld von bis zu 25.000 Euro droht, hat sich die Meldebereitschaft kaum erhöht. Dies hat auch das PEI bemerkt. Im Bundesgesundheitsblatt der Ausgabe April 2002 heißt es auf Seite 353: „Diese Tatsache weist darauf hin, dass die im Infektionsschutzgesetz verankerten Meldeverpflichtungen noch nicht allen Ärzten bekannt ist. Um die Meldebereitschaft der Ärzteschaft zu erhöhen, ist vermehrte Aufklärungsarbeit notwendig. Es ist zu hoffen, dass auch die im Infektionsschutzgesetz verankerte Meldeverpflichtung die Aufmerksamkeit der Ärzte hinsichtlich möglicher Impfkomplikationen zukünftig erhöht. Allerdings muss den Ärzten die neue Meldeverpflichtung bekannt gemacht werden. Die vorliegende Darstellung soll hiermit einen Beitrag leisten."

Doch das Bundesgesundheitsblatt ist so ziemlich die einzige Publikation, die das PEI benutzt, um die Meldeverpflichtung bekannt zu machen. Doch das ist, obwohl offizielles Verkündungsorgan der Bundesgesundheitsbehörden RKI und PEI, nicht etwa frei im Internet verfügbar, sondern muss für etwa 140 Euro im Jahr beim Springer-Verlag abonniert werden. Die Bemühungen des PEI sind bestenfalls halbherzig zu nennen. Auf meine Nachfragen hin hieß es von der Pressestelle, die Kenntnis über Details des Infektionsschutzgesetzes seien keine Bringschuld der Behörde, sondern vielmehr eine Holschuld der Ärzte. Was in letzter Konsequenz bedeutet, dass die etwa 400.000 in Deutschland registrierten Ärzte dieses Verkündungsorgan beim Springer-Verlag abonnieren müssten. Das damals SPD-geführte Gesundheitsministerium, von mir auf die Antwort des PEI angesprochen, bestätigte die Haltung des PEI. Damit wird jedoch das Nicht-Wissen um die tatsächlichen Risiken von Impfstoffen zu einem bewussten politischen Akt.

Die im April 2002 gezeigte Erkenntnis des PEI zeigte leider auch danach keine Konsequenzen, so dass man schließlich im Dez. 2004 im Bundesgesundheitsblatt eine regelrechte Bankrotterklärung abgeben musste:

„Da die Untererfassung der Meldungen von Impfkomplikationen nicht bekannt oder abzuschätzen ist und keine Daten zu verabreichten Impfungen als Nenner vorliegen, kann keine Aussage über die Häufigkeit bestimmter unerwünschter Reaktionen gemacht werden."

Dunkelziffer unbekannt

Das PEI zitiert im Bundesgesundheitsblatt 4/2002 an gleicher Stelle eine Arbeit von Lasek et. al., in der die Autoren schätzen, dass die Melderate bei Medikamenten-Nebenwirkungen bei maximal 5 % liegt. Demnach müsste die Anzahl der beim PEI eingegangenen Meldungen mindestens mit 20 multipliziert werden, um auf die Gesamtzahl der Erkrankungen im Zusammenhang mit der Tetanusimpfung zu kommen. Weitere Zahlen und Erhebungen von Seiten der Gesundheitsbehörden gibt es leider nicht.

Eine Umfrage beim 5. Stuttgarter Impfsymposium im Jahre 2008 unter den anwesenden – in der Regel eher naturheilkundlich orientierten – - Heilpraktikern und Ärzten erbrachte eine Melderate von sogar weniger als einem Prozent. Wäre diese Umfrage unter einem relativ impfkritischem Publikum repräsentativ, dann ergäbe das für den Bundesdurchschnitt der – in der Regel impfbefürwortenden – Ärzte eine wahrscheinliche Melderate von vielleicht einem Promille. Selbst wenn dieser Wert übertrieben wäre, so kann doch niemand – auch nicht die zuständige Bundesbehörde – das Gegenteil beweisen. Dazu müsste man schon eigene Erhebungen vornehmen und diese gibt es leider nicht. Damit erreicht jedoch das Nichtwissen über die tatsächlichen Folgen der Tetanus-Impfung eine schwindelerregende Dimension.

Fazit

Außer der Angst des behandelnden Arztes, aufgrund der Unterlassung einer Tetanusimpfung im Zusammenhang mit einer Verletzung vom Patienten oder seinen eigenen Vorgesetzten in die Pflicht genommen zu werden, gibt es derzeit kein sachlich und wissenschaftlich nachvollziehbares Argument dafür, das unbekannte Risiko einer Impfung einzugehen.

Tetanus stellt für die meisten Eltern das Schreckgespenst schlechthin dar und ist auch in impfkritisch eingestellten Familien in der Regel die letzte Impfung, die fällt.

Tatsächlich sind jedoch weder Nutzen noch Unbedenklichkeit der Impfung jemals belegt worden. Im Gegenteil: Jahr für Jahr werden allein in Deutschland Hunderte von Impfkomplikationen und im Durchschnitt 15 Todesfälle – vor allem von Säuglingen – gemeldet, ohne dass die zuständigen Behörden aktiv werden. Dazu kommt eine völlig unbekannte Dunkelziffer.

Darüber hinaus wurde bei der Erforschung der Ursachen von Tetanus nachweislich unwissenschaftlich gearbeitet. Die darauf basierenden, falschen Hypothesen wurden niemals korrigiert. Im Grunde wissen wir heute nicht viel mehr über die Ursachen der Krankheit als vor 130 Jahren, als man damit begann, nach dem vermeintlichen Tetanus-Erreger zu suchen.

Wie die Statistiken zeigen, ist auch das Erkrankungsrisiko lange nicht so hoch, wie von den Behörden behauptet. Durch eine schulmedizinische und homöopathische Wundversorgung nach den Regeln der Kunst kann die Tetanus-Gefahr sogar weitgehend gebannt werden.

Kapitel Nr. 14 – Grausame Kontrolle des Bevölkerungswachstums

Nicht nur, dass wir aus schnöder Geldgier, Machthunger und Ignoranz unserer ureigensten Gesundheitsbedürfnisse zu Impfungen angehalten werden, die unseren Kindern schaden, sie im Zweifelsfalle sogar töten können – nein damit scheint es lange nicht genug zu sein. Über die Impfungen bekommt das Pharmakartell zu mehr Menschen direkten manipulativen Zugang, als irgendein andere Massenmedium.

Die Anzeichen mehren sich, dass nicht nur willkürlich und menschenverachtend leichtsinnig mit schweren Nervengiften wie Aluminium und Quecksilber umgegangen wird, in den Ländern der Dritten Welt, wie Indien, Brasilien, Pakistan, Vietnam, um nur einige zu nennen, steigen die Todesfälle nach den Fünffachimpfungen an Säuglingen erschreckend.

Was vielleicht noch ‚à la Contergan' im ersten Betrachten wie ein bedauernswerter Unfall aussieht, entpuppt sich mehr und mehr zu einer Strategie zur Bevölkerungsdezimierung, in die nicht nur die Pharmaindustrie, sondern gleich auch die WHO und die einzelnen Landesregierungen involviert sind. Die Schlagzeile von heute, dem 16. August 2013 lautet:

„WHO hat in Indien wissentlich einen tödlichen Impfstoff gepuscht, der Tausende von Kindern umbrachte."

Professor John D. Hayes schreibt in seinem bemerkenswerten Artikel weiter:

Als weltweite Organisation, die dazu gedacht ist, gegnerischen Ländern ein Forum zu bieten, ihre Differenzen friedlich beizulegen, sind die Vereinten Nationen nicht gerade erfolgreich, doch auf anderen Gebieten, beispielsweise bei der Armutsbekämpfung und der Verbesserung der Gesundheitsfürsorge in armen Ländern können sie durchaus einige Erfolge verzeichnen.

Warum sollte dann eine ihrer Unterorganisationen, die Weltgesundheitsorganisation (WHO), bewusst einen Impfstoff puschen, der Kinder umbringt? Das fragen sich Wissenschaftler und Fachleute in Indien. Ein Leitartikel in der Zeitschrift Indian Journal of Medical Ethics (IJME) beschuldigt die WHO, einen pentavalenten Impfstoff zu puschen, indem »sie fälschlich behauptet, es sei nie ein Fall einer unerwünschten Wirkung nach einer Impfung (»adverse event following immunization«, AEFI) mit dem Impfstoff gemeldet worden«. Tatsächlich stimme das nicht, so wird in dem Artikel betont.

WHO sagte: »Keine Nebenwirkungen«

Der von Dr. Jacob Puliyel, dem Chef der Kinderklinik am St. Stephens Hospital in New Delhi, verfasste Leitartikel basiert auf einer detaillierten Untersuchung des Todes von Kindern in Bhutan, Sri Lanka, Vietnam und Indien, die zuvor mit einem pentavalenten Impfstoff geimpft worden waren. Der Impfstoff kombiniert den Diphterie-, Keuchhusten- (Pertussis-) und Tetanus-Impfstoff (DPT), der seit Langem bei nationalen Impfprogrammen in Gebrauch ist, mit Hepatitis-B- und H-Influenza-B- oder HiB-Impfstoff.

»Laut dem IJME-Leitartikel setzte das Gesundheitsministerium von Vietnam am 4. Mai 2013 die Verwendung des Impfstoffs Quinvaxem – die in diesem Land angewandte pentavalente Kombination – nach zwölf Todesfällen und neun anderen nicht-tödlichen schweren Nebenwirkungen aus. Örtliche Presseberichte besagen, alle gestorbenen Säuglinge seien vor der Impfung gesund gewesen, sie hätten schwere Atemprobleme entwickelt und seien kurze Zeit später gestorben«, betont die private Ermittlungsagentur Office of Medical and Scientific Justice (OMSJ).

Doch WHO-Vertreter, die die Vorfälle untersuchten, erklärten, es gebe keinen Zusammenhang zwischen den Todesfällen und dem Impfstoff. Vielmehr sei »Quinvaxem von der WHO vorqualifiziert worden und nie sei ein Fall einer tödlichen Nebenwirkung nach einer Impfung mit diesem Impfstoff in Verbindung gebracht worden«. Puliyel hält dagegen, die WHO-Vertreter hätten den Tod der zwölf Kinder nach der Impfung nicht bestritten, es sei »deshalb offenkundig falsch und irreführend, zu dem Schluss zu kommen, nie sei ein AEFI mit dem Impfstoff in Verbindung gebracht worden«.

Puliyel verweist darauf, dass der Kombinationsimpfstoff von der amerikanischen Arzneimittelbehörde FDA für die Verwendung in den USA nicht zugelassen worden ist und auch in keinem anderen Industrieland verwendet wird. Dennoch empfiehlt die WHO den pentavalenten Impfstoff in ärmeren Entwicklungsländern, indem sie den Hepatitis-B- und HiB-Impfstoff dem gut verträglichen DPT-Impfstoff hinzufügt, um die Anwendung des Ersteren zu erhöhen.

»Ungeklärte Todesfälle kurz nach der Impfung«

Der Chef der Kinderklinik sagt weiter, es sei eine Reihe schwerer Nebenwirkungen und Todesfälle bei der Verwendung von pentavalentem Impfstoff gemeldet worden, der von anderen Herstellern in anderen Ländern stammte. Bhutan, Sri Lanka und Pakistan hätten die Verwendung des Impfstoffs »nach ungeklärten Todesfällen kurz nach der Impfung« gestoppt. Er schrieb:

- *Die Regierung habe das Impfprogramm nach vier Todesfällen stoppen lassen, sei jedoch später von WHO-Vertretern überzeugt worden, es wieder aufzunehmen. Laut Puliyel kam es nach der Wiederaufnahme des Impfprogramms erneut zu vier Todesfällen, die Regierung habe es seitdem wieder ausgesetzt.*
- *Nachdem in Sri Lanka Kinder gestorben waren, habe die Regierung die Impfbemühung ausgesetzt. »Ein WHO-Ausschuss, der die Todesfälle untersuchte, berichtete, sie seien nicht auf den Impfstoff zurückzuführen, konnte*

105

jedoch keine andere Todesursache finden«, sagte das OMSJ.

- *In Pakistan, wo ein Kind innerhalb von 30 Minuten nach der Impfung und zwei weitere innerhalb von zwölf bis 14 Stunden starben, sei der Impfstoff nicht direkt verantwortlich gemacht worden, es habe sich aber keine andere Todesursache gefunden, so Puliyel.*
- *Wie er weiter schrieb, seien bisher in Indien 21 Kinder bei einem limitierten Versuch mit dem Impfstoff gestorben, der 2011 in Tamil Nadu und Kerala begonnen worden war. Die indische Regierung hat den Plan bekanntgegeben, den Impfstoff nach der Beobachtung seiner Verwendung in diesen beiden Staaten auch in anderen Bundesstaaten einzuführen.*

Den Preis von Menschenleben nicht wert

»Bei allen Todesfällen, die in diesem Leitartikel besprochen werden, war der gemeinsame Faktor, dass die Kinder pentavalenten Impfstoff erhalten hatten und bei den meisten von ihnen hohes Fieber, exzessives Schreien und in einigen Fällen auch Krämpfe folgten, bevor das Kind starb«, schrieb Puliyel, der noch hinzufügte, er sei überrascht darüber, dass die WHO »die Verbindung zwischen den Todesfällen« in all den Ländern, wo der Kombinationsimpfstoff verwendet wurde, nicht erkannt habe.

Der Leitartikel verweist darauf, dass die Mehrzahl der Todesfälle nach der ersten Dosis auftrat. Und die Tatsache, dass so viele nach der ersten Dosis aufgetreten seien, deute darauf hin, dass die Todesfälle keine zufälligen Ereignisse seien, so Puliyel.

Schließlich hinterfragt Puliyel noch, warum es notwendig gewesen sei, die HiB-Impfung in Indien einzuführen, denn HiB trete dort historisch selten auf. Wie er schreibt, werde die Impfung von 25 Millionen Säuglingen bestenfalls 350 Kinder vor einer HiB-Meningitis und HiB-Pneumonie schützen, aber »3125 werden an Nebenwirkungen des Impfstoffs sterben«.

Die geschickte Kombination von Mehrfachimpfungen in einer einzelnen Verabreichung kann fatale Folgen haben: Der brasilianische Wissenschaftler Dr. Donald W Moleiro brachte es in seinem Artikel "Quecksilber im Kopf" auf den Punkt:

"Eine kleine Dosis Quecksilber, die für eine von einhundert Ratten tödlich ist und eine Dosis Aluminium, die eine von hundert Ratten tötet, hat in der Kombination eine durchschlagende Wirkung: Alle Mäuse starben. Die „harmlose" Dosis von Quecksilber, das nur eine Mortalitätsrate von einem Prozent hat, weist plötzlich eine Sterblichkeitsrate von 100 Prozent auf, sobald etwas Aluminium hinzu gemischt wird. Die Impfseren für Säuglinge enthalten in der Gruppe der Zusatzstoffe Aluminium. Das Quecksilber hingegen ist in der nicht veröffentlichten Serums-Rezeptur enthalten, dem sogenannten ‚Betriebsgeheimnis'. "

Mit anderen Worten, je mehr Impfungen ein Baby an einem Tag verabreicht werden, umso wahrscheinlicher sind die giftigen Inhaltsstoffe. In seinen wissenschaftlichen Arbeiten beschreibt Chas M Higgins an einer Stelle die Impfung als eine bewusste

Vergiftung mit Krankheitserregern deren Folgen meist schlimmer sind, als die eigentliche, natürliche Krankheit. Wenn man bedenkt, dass heute eines von fünf Kindern durch die Impfung stirbt, könnte er Recht haben. Higgins beschrieb die Impfungen als derart aggressiv und gefährlich, dass sie oft die kleinen Patienten innerhalb von zehn bis fünfzehn Minuten töten.

Die Arbeiten von Higgins sind wahrscheinlich der stärkste Protest gegen die Impfungen, die ich gelesen habe und sind sicherlich ein Muss für jeden, der erwägt, sein Kind einer Impfung zu unterziehen.

Wenn mehr Menschen diese Warnungen gelesen hätten, statt in blindem Glauben an die Ärzteschaft und die Pharmakartelle und deren mantrisch anmutende Werbeslogans zu handeln, würde die Situation, mit der wir uns heute leider konfrontiert sehen, nie dieses Ausmaß erreicht haben.

Sicher scheint dass die pharmazeutische Industrie, gemeinsam mit unseren Regierungen, auf einer Art Mission zu sein scheint, so viele unschuldige Babys zu töten oder zu verstümmeln, wie eben möglich. Sie scheinen eine wahrhaftige Zielgruppe zu sein und das seit ihrer Geburt.

Es ist Zeit, diesen Wahnsinn zu stoppen und statt unsere Kinder mit Mehrfachimpfungen zu vergiften, ihnen die Chance zu geben, eine eigene, natürliche Immunität aufzubauen, so wie es die Natur vorgesehen hat.

Kapitel Nr. 15 – 145.000 tote Kinder

US Studie belegt: 145.000 Kinder wurden durch Impfungen in den letzten 20 Jahren getötet – *allein in den USA!*

Der empfohlene Impfplan für Kinder ist im Laufe der Jahre erheblich verändert worden, heute werden Kindern vor dem sechsten Geburtstag bis zu 30 Impfstoffe verabreicht, darunter auch verschiedene Kombinationsimpfstoffe. Um sicherzustellen, dass die Kinder alle Impfungen erhalten, aber auch um Zeit zu sparen, geben Ärzte und Krankenschwestern oft ein halbes Dutzend oder noch mehr Impfstoffe gleichzeitig.

Doch laut Daten des staatlichen „Vaccine Adverse Events Reporting System" (VAERS, Meldesystem für unerwünschte Wirkungen bei Impfungen) sind in den USA in den vergangenen 20 Jahren bis zu 145.000 Kinder durch dieses Mehrfach-Impfverfahren gestorben. Nur wenige Eltern kennen diese schockierenden Zahlen.

Bei einer Studie, die in der Zeitschrift Human & Experimental Toxicology veröffentlicht wurde, untersuchten Forscher die Zahl von Krankenhauseinweisungen und Todesfällen im Zusammenhang mit verabreichten Impfstoffen in der Zeit von

1990 bis 2010 und verglichen sie mit der Zahl der insgesamt in dieser Zeit geimpften Kinder. Krankenhauseinweisungen und Todesfälle nach einer Impfung wurden mit der Zahl nach Zwei- und Mehrfachimpfungen (bis zu acht Dosen) verglichen.

Darüber hinaus wurden Krankenhauseinweisungen und Todesfälle nach einem bis vier kombinierten Impfstoffen, nach fünf bis acht und nach einem bis acht kombinierten Impfstoffen verglichen.

Bei der Analyse stellte das Team fest: Je mehr Impfungen ein Kind bei einem Besuch beim Arzt erhält, desto wahrscheinlicher wird es, dass schwere Impfreaktionen auftreten oder das Kind sogar stirbt. Laut Heidi Stevenson von "Gaia Health" steigt das Todesrisiko eines Kindes mit jeder Impfung, die es erhält, um erstaunliche 50 Prozent - und mit jeder zusätzlichen Impfdosis verdoppelt sich das Risiko einer Krankenhauseinweisung wegen schwerer   Impfreaktionen.

Zusammengefasst bedeutet das, dass die Menge der Impfstoffe insgesamt in direktem Verhältnis zu dem Risiko stand, ins Krankenhaus eingewiesen zu werden oder gar zu sterben. Es unterstreicht die unglaublichen Gefahren der Verabreichung mehrerer Impfstoffe gleichzeitig.

Daten deuten darauf hin, dass Eltern von Kindern, die nach einer einzigen Impfung Schäden davontragen, von weiteren Impfungen absehen. Interessanterweise war die Gesamtzahl der gemeldeten Krankenhauseinweisungen und Todesfälle nach nur einer einzigen Impfung höher als die Zahl, die nach Erhalt von zwei, drei oder sogar vier Impfstoffen berichtet wurde. Der genaue Grund dafür ist nicht bekannt, es ist aber anzunehmen, dass in die erste Kategorie hauptsächlich Neugeborene fallen, und dass diejenigen, die nach einer einzigen Impfung Schäden davontragen, in der Regel keine weitere Impfung erhalten.

Das erklärt den Rückgang bei Kindern, die nur zwei Impfstoffe erhalten hatten. Sobald ein Kind fünf Impfungen erhält, steigt die Rate der Krankenhauseinweisungen und Todesfälle dramatisch an, die Gründe dafür wurden im Rahmen der Studie nicht untersucht.

„Unsere Ergebnisse zeigen eine positive Korrelation zwischen der Zahl der verabreichten Impfdosen und dem prozentualen Anteil der an VAERS gemeldeten Krankenhauseinweisungen und Todesfälle", schreiben die Autoren in ihrem Resümee. „Darüber hinaus war die Wahrscheinlichkeit von Krankenhauseinweisung oder Tod nach Erhalt von Impfstoffen bei jüngeren Kindern deutlich höher als bei älteren.

Da Impfstoffe jedes Jahr Millionen von Kleinkindern verabreicht werden, sollten Gesundheitsbehörden über wissenschaftliche Daten zur synergistischen Toxizität sämtlicher Impfstoff-Kombinationen verfügen, die die Kinder voraussichtlich erhalten."

Kapitel Nr. 16 – Nach Impfung anfälliger

Studie belegt, dass Kinder die geimpft werden deutlich anfälliger für Krankheiten sind als nicht geimpfte Kinder.

Eine noch nicht abgeschlossene Studie aus Deutschland, bei der die Erkrankungsrate von geimpften und ungeimpften Kindern verglichen wird, weist auf ein deutliches Missverhältnis zwischen beiden Gruppen hin. Wie die Organisation Health Freedom Alliance meldet, erkranken Kinder, die gemäß den staatlichen Richtlinien geimpft wurden, bis zu fünfmal häufiger an einer vermeidbaren Krankheit als Kinder, die ihr Immunsystem auf natürliche Weise, also ohne Impfstoffe, entwickelt haben.

Die Erhebung, deren vorläufige Ergebnisse im September 2011 veröffentlicht wurden, enthält Daten über 8.000 ungeimpfte Kinder, deren Gesamterkrankungsrate mit Erkrankungsraten der allgemeinen, zumeist geimpften Bevölkerung verglichen wurde. Bei jeder einzelnen Krankheit schnitten nicht geimpfte Kinder weit besser ab als geimpfte, und zwar sowohl hinsichtlich des Auftretens als auch der Schwere der jeweiligen Erkrankung. Mit anderen Worten: Alles deutet darauf hin, dass Impfstoffe weder wirksam noch sicher sind.

»In den USA ist in den letzten 50 Jahren keine einzige Studie über die gesundheitlichen Auswirkungen bei Geimpften im Vergleich zu Ungeimpften durchgeführt worden, weder von der staatlichen Gesundheitsbehörde "CDC" noch von irgendeiner anderen Stelle. Dabei wird immer häufiger geimpft (mittlerweile werden Kindern im Vorkindergartenalter bei 50 Impfungen 14 unterschiedliche Impfstoffe verabreicht, davon 26 im ersten Lebensjahr)«, schrieb Louis Rain von der "Health Freedom Alliance" schon 2011 in einem Bericht über die Erhebung.

Wie auf der Seite "VaccineInjury.info" dargelegt, entwickeln geimpfte Kinder zweimal häufiger eine Neurodermitis als nicht geimpfte. Die Krankheit ist gekennzeichnet durch chronischen Juckreiz und Kratzen. Und nach den derzeit vorliegenden Daten entwickeln geimpfte Kinder mit zweieinhalbmal höherer Wahrscheinlichkeit Migränekopfschmerzen als nicht geimpfte.

Noch weiter klaffen die Zahlen bei Asthma und chronischer Bronchitis auseinander: Geimpfte Kinder entwickeln mit achtmal höherer Wahrscheinlichkeit Atemwegserkrankungen als ungeimpfte. Ähnliches gilt für Hyperaktivität, Heuschnupfen und Schilddrüsenkrankheiten, dort liegt die Wahrscheinlichkeit im Vergleich zu ungeimpften bei geimpften Kindern dreimal, viermal und erschreckende 17 Mal höher.

Die vollständigen Zahlen können Sie einsehen unter: journal.livingfood.us

Kapitel Nr. 17 - Autismus: extrem selten bei nicht geimpften Kindern.

Wirklich ernst wird es in der Frage aber erst beim Autismus, seit Langem ein Streitpunkt in der Debatte über Impfstoffsicherheit. Nach den vorliegenden Daten wurde bei nur vier der 8.000 ungeimpften Kinder, die in dem 2011 veröffentlichten Teil der Studie erfasst wurden, schwerer Autismus festgestellt, das entspricht nur 0,05 Prozent. Inzwischen liegt die Autismus-Häufigkeit in der Gesamtbevölkerung laut der deutschen "KiGGS-Studie" (Studie zur Gesundheit von Kindern und Jugendlichen in Deutschland) bei rund 1,1 Prozent.

Das bedeutet, dass geimpfte Kinder mit 22 Mal höherer Wahrscheinlichkeit schweren Autismus entwickeln als nicht geimpfte Kinder - ein schockierendes Ergebnis, wenn man bedenkt, dass das Medizin-Establishment vehement jeden Zusammenhang zwischen Impfstoffen und Autismus leugnet. Und wie sich herausstellt, ergaben Tests bei allen vier nicht geimpften schwer autistischen Kindern eine hohe Schwermetallbelastung, darunter auch durch Quecksilber. Letzteres ist ein erneuter Warnhinweis gegen Impfstoffe und deren krankheitsverursachende Zusätze.

Auch wenn diese Korrelation noch keinen ursächlichen Zusammenhang bedeuten muss, deutet das Gesamt-Missverhältnis zwischen Erkrankungsraten von geimpften und nicht geimpften Kindern zumindest auf eine sehr starke Verbindung hin, die nicht geleugnet oder als unwichtig abgetan werden kann. Selbst wenn man eine Beeinflussung berücksichtigt, die die Autoren der Erhebung jahrelang versucht haben, zeigen die Daten immer noch eine viel höhere Erkrankungsrate bei geimpften Kindern im Vergleich zu nicht geimpften.

In einer ähnlichen, aber mit dieser nicht zusammenhängenden Studie hatten Wissenschaftler in den 1990er Jahren festgestellt, dass die Todesrate aufgrund von Infektionen mit Diphtherie, Tetanus und Keuchhusten (Pertussis) bei geimpften Kindern im Vergleich zu nicht geimpften im Durchschnitt zweimal so hoch lag.

Kapitel Nr. 18 – Gesünder durch eigene Immunität

Studie beweist, Kinder die weniger geimpft werden sind gesünder.

Der Streit über Wirksamkeit und Notwendigkeit von Impfungen ist allgemein bekannt. Die Schulmedizin befürwortet die Impfung, ignoriert dabei aber die giftigen Inhaltsstoffe der Impfstoffe, die die Immunantwort beeinträchtigen. Während sich die Gesundheitsbehörden für eine Impfpflicht aussprechen, beweisen neue Zahlen, dass diese künstlichen Immunisierungsverfahren schlicht und einfach nicht so wirken, wie sie eigentlich sollten.

Eine im ‚Journal of the American Medical Association' (JAMA) veröffentlichte Studie hat ergeben, dass nicht geimpfte Kinder gesünder sind. Der Gradmesser war dabei, wie oft die Kinder im Krankenhaus oder in einer Notaufnahme ambulant behandelt wurden.
Mit der Studie sollte die Wirksamkeit von alternativen Impfplänen untersucht werden, bei denen »zumindest einige Impfungen zeitlich gestreckt, vertagt oder ganz ausgesetzt« werden sollen - entgegen den offiziellen Empfehlungen von Verbänden wie der "American Academy of Family Physicians"(amerikanische Hausärzte-Akademie), der "American Academy of Pediatrics" (Verband der amerikanischen Kinderärzte) und der

Gesundheitsbehörde "Centers for Disease Control and Prevention".

Bei der Studie wurden Kinder, die nach solchen alternativen Impfplänen geimpft waren, mit anderen Kindern verglichen, die die vorgesehenen Impfungen zeitgerecht erhielten. Ausgewertet wurden die Daten von mehr als 320.000 Kindern (2004-2008) im Alter zwischen zwei und 24 Monaten. Nicht geimpfte Kinder wurden im Vergleich zu den altersgerecht geimpften Kindern deutlich weniger häufig ambulant im Krankenhaus oder in einer Notaufnahme behandelt.

Außerdem fanden die Autoren, dass der Trend zu weniger Impfungen ungebrochen ist, trotz des immensen Drucks, den Politik, Unternehmen und Mediziner für eine Impfung ausüben. Immer mehr Eltern entscheiden sich bei ihren Kindern gegen eine Impfung.

Die JAMA-Herausgeber stehen bei diesen Ergebnissen vor einem Rätsel, sie betonen, dass keiner dieser alternativen Impfpläne für Kinder zugelassen oder auf seine Wirksamkeit untersucht worden sei. Damit erwecken sie den Eindruck, die zugelassenen Impfstoffe wären umfassend getestet und für sicher befunden worden, was schlichtweg nicht wahr ist.

Die Studie beweist: Auf die Giftcocktails namens Impfstoffe zu verzichten oder ihre Anwendung zumindest zeitlich zu strecken, kann sich messbar auf den Gesundheitszustand und die Robustheit des Immunsystems auswirken.

Das ist ein handfester Beweis dafür, dass die erwarteten und immer wieder beschworenen Vorteile der Impfung keine medizinische Realität, sondern vielmehr irreführende Information und möglicherweise Wunschdenken der Pharmaindustrie und ihrer hoch dotierten Sprecher darstellen.

Kapitel Nr. 19 – Keuchhusten trotz Mehrfachimpfung

Impfen hilft nicht: 90 Prozent der Opfer der neuesten Keuchhustenepidemie sind gegen Keuchhusten geimpft worden. Wieder einmal erweist sich in aller Deutlichkeit, dass Keuchhusten- (Pertussis-) Impfstoff keinen Schutz vor der Krankheit gewährt: Bei einem erneuten Ausbruch der Erkrankung im Nordosten der USA trifft es vor allem bereits Geimpfte.

Wie sich herausstellt, waren 90 Prozent der Opfer der Keuchhustenepidemie, die am 13. Dezember 2012 im US-Bundesstaat Vermont offiziell erklärt wurde, gegen die Krankheit geimpft - manche von ihnen sogar zweimal oder sogar öfter, wie offiziell empfohlen.

Wie die Burlington Free Press berichtet, bestätigte die Gesundheitsbehörde von Vermont im vergangenen Monat mindestens 522 Fälle, das sind zehnmal mehr als im Vorjahr. Seither sind fast 100 neue Fälle bestätigt worden, nach offizieller Zählung gab es am 15. Januar 2013 insgesamt 612 Fälle. Laut Patsy Kelso, der Seuchenbeauftragten von Vermont, waren zumeist

Kinder im Alter zwischen zehn und 14 Jahren betroffen, rund 90 Prozent der bestätigten Patienten waren mindestens einmal gegen Pertussis geimpft.

Dennoch drängen Kelso und andere Vertreter Erwachsene und Kinder noch immer dazu, sich in einer der Polikliniken, die im ganzen Land errichtet wurden, kostenlos gegen Keuchhusten impfen zu lassen. Sie betont, der Impfstoff und der Mehrfachimpfstoff TdaP seien bei Erwachsenen »zu 80 bis 90 Prozent wirksam«. Das ist ganz offensichtlich nicht der Fall, wie sich daran zeigt, dass die meisten der jetzt Erkrankten geimpft waren. Doch von offizieller Seite scheint man zu hoffen, die Öffentlichkeit sei zu naiv oder mache sich nicht die Mühe, die offensichtliche Diskrepanz zwischen dem, was gesagt wird, und dem, was tatsächlich geschieht, zur Kenntnis zu nehmen.

Bei einer kürzlich im New England Journal of Medicine (NEJM) veröffentlichten Studie wurde Ähnliches berichtet: Bei den verschiedenen Keuchhustenepidemien der vergangenen Jahre in ganz Amerika hatten bis zu 80 Prozent der Opfer vorher mehrfach eine TdaP-Impfung erhalten, und zwar bis zu sechs Mal. Das bedeutet natürlich nicht nur, dass der TdaP-Impfstoff medizinisch vollkommen wirkungslos ist, sondern dass er sogar der Grund für einen Ausbruch sein könnte.

Einerseits trägt er potenziell dazu bei, die Verbreitung der Krankheit einzudämmen, andererseits wird der Keuchhusten-Impfstoff aber auch mit schweren Nebenwirkungen wie

Enzephalitis und Krampfanfällen in Zusammenhang gebracht, wie Heidi Stevenson von Gaia Health in einem ausführlichen Bericht belegt. Bereits 1933 wurde der Keuchhustenimpfstoff mit dem Syndrom des plötzlichen Kindstods, manchmal auch als ‚Krippentod' bezeichnet, in Verbindung gebracht, bei dem ein Kind plötzlich ohne erkennbaren Grund stirbt.

Im NEJM war noch über einen weiteren Fall zu lesen, der die Wirkungslosigkeit von Impfungen belegt: Bei der New Yorker Mumpsepidemie von 2009 waren 97 Prozent der Kinder gegen die Krankheit geimpft. Und bis zu 90 Prozent hatten einen Mumpsimpfstoff mit Wirkverstärker erhalten, ein neuerlicher Beweis für den Schwindel mit diesem besonderen Impfstoff.

Kapitel Nr. 20 – Das Geständnis

Und als wären die Ergebnisse nicht bereits alarmierend genug, kommen durch weitere Recherche im Internet noch weitere Fakten auf den Tisch. Was teilweise nur durch nachträgliche Laboranalysen zutage kam, wird nun auch von einer Mitarbeiterin, ja sogar einer führenden Entwicklerin bei GARDASIL bestätigt. Sie erleichtert ihr Gewissen und gibt zu, dass der Impfstoff nutzlos und tödlich ist.

Wussten Sie, dass eine der beteiligten Entwicklerinnen der beiden Impfstoffe gegen das humane Papillomavirus (HPV) – GARDASIL (Merck & Co.) und CERVARIX (GlaxoSmithKline) – schon 2009 zugegeben hat, die Impfung sei im Grunde nutzlos und obendrein gefährlicher als die Krankheit, vor der sie angeblich schützt?

Bevor die Impfstoffindustrie sie offenbar bewogen hat, ihre Story zu ändern – mehr dazu finden Sie hier – hat Dr. Diane Harper, wie belegt ist, ihr Gewissen über diesen fehlerhaften Impfstoff erleichtert, der sich als unwirksam und gefährlich erwiesen hat.

Besonders ein Zitat, das mithilfe des Internetarchivs Way Back Machine gefunden wurde, enthüllt, dass weder GARDASIL noch CERVARIX den Gebärmutterhalskrebs verhindern, wofür sie doch eigentlich berühmt sind. Ein 2009 bei CBS News erschienener Artikel, der online noch immer verfügbar ist, enthüllt die Wahrheit über diese Quacksalber-Impfstoffe.

„Die Rate der schweren Nebenwirkungen (von GARDASIL) ist genauso hoch wie die Todesrate nach Gebärmutterhalskrebs", gab Dr. Harper damals zu und widersprach damit einem Artikel im Online-Magazin Slate, der sich für GARDASIL aussprach. „GARDASIL wird mit mindestens ebenso vielen schweren Nebenwirkungen in Verbindung gebracht wie jedes Jahr an Todesfällen nach Gebärmutterhalskrebs zu verzeichnen sind."

Weiter räumte Dr. Harper ein, von den US-Gesundheitsbehörden Centers for Disease Control and Prevention (CDC) werde nicht ausreichend über Todesfälle durch GARDASIL berichtet, was den Eindruck erwecke, der Impfstoff sei sicher. Dr. Harper ließ eine weitere Bombe platzen, als sie Reportern erzählte, der Nutzen einer Impfung mit GARDASIL für die allgemeine Gesundheit sei „nichts", und noch hinzusetzte, der Impfstoff habe zu „keinem Rückgang des Gebärmutterhalskrebses geführt".

Dieses Geständnis von Dr. Harper erschütterte das gesamte System der Schulmedizin, das die Öffentlichkeit wiederholt mit der Behauptung getäuscht hat, durch eine HPV-Impfung werde die häufigste Form des Gebärmutterhalskrebses verhindert. Deshalb sind seit Einführung des Impfstoffs im Jahr 2006 buchstäblich Millionen von Mädchen und jetzt auch Jungen, manche von ihnen erst neun Jahre alt, damit geimpft worden.

Außerdem hat Dr. Harper 2009 vor den Teilnehmern der 4. International Public Conference on Vaccination (Öffentliche Konferenz über Impfstoffe) berichtet, dass die Mehrzahl von HPV-Infektionen innerhalb von einem Jahr, fast alle innerhalb von zwei Jahren, von selbst zurückgehen. Sie gab auch zu, dass die Infektion nur bei extrem wenigen Menschen Symptome verursacht.

Mit der Behauptung, sie seien erfunden, widerruft Dr. Harper plötzlich ihre Aussagen

Doch schon bald nachdem sie ihr Gewissen in dieser wichtigen Frage erleichtert hatte, so dass sie nachts schlafen konnte, widerrief Dr. Harper praktisch alle ihre Aussagen. Sie behauptete, die Medienberichte, die sie zitiert hätten, seien falsch. Wie bitte? Offenbar hatte sich die Impfstoffindustrie oder eine andere Macht Dr. Harper vorgeknöpft und sie überzeugt, ihre Story zu ändern – entweder das, oder sie ist schizophren.

Auf jeden Fall ist die Wahrheit über GARDASIL und sein Pendant CERVARIX enthüllt worden, und noch immer ist nichts unternommen worden, den Impfstoff vom Markt zu nehmen. US-Bundesstaaten wie Kalifornien und Michigan verabreichen die beiden Impfstoffe manchen Kindern sogar ohne Einwilligung der Eltern, und in vielen anderen US-Bundesstaaten ist die Impfung für Schüler, die sich für eine öffentliche Schule anmelden, sogar ‚obligatorisch'.

Dabei gibt es viele natürliche, homöopathische Methoden, die Krankheiten wie HPV verhindern können, aber von der etablierten Medizin ignoriert werden.

Kapitel Nr. 21 – Corona

Paul-Ehrlich-Institut: 1028 Todesfälle nach Corona-Impfung in Deutschland

Das Paul-Ehrlich-Institut zieht nach einem halben Jahr Massenimpfungen in Deutschland Bilanz. Ich nenne das Ergebnis verheerend!

„In 10.578 Verdachtsfällen traten nach einer Impfung schwerwiegende, unerwünschte Reaktionen auf. 1028 Menschen starben. Die genaue Todesursache ist unklar.

Berlin - Wissenschaftler des Paul-Ehrlich-Instituts (PEI) gehen davon aus, dass in Deutschland bisher 1028 Menschen im Zusammenhang mit einer Corona-Impfung verstorben sind. Das geht aus dem aktuellen **Sicherheitsbericht des** PEI hervor. Das Institut spricht von sogenannten Verdachtsfällen, bei denen die Personen „in unterschiedlichem zeitlichen Abstand zur Impfung gestorben sind". Der Sicherheitsbericht betrachtet den Zeitraum vom Start der Impfkampagne in Deutschland am 27. Dezember 2020 bis zum 30. Juni 2021.

Demnach wurden bis Ende Juni etwa 75 Millionen Corona-Impfungen in Deutschland verabreicht. In 106.835 Verdachtsfällen traten Nebenwirkungen und Impfkomplikationen auf. In 10.578 Verdachtsfällen traten in den Tagen nach einer Impfung schwerwiegende, unerwünschte Reaktionen auf, sodass der Geimpfte ins Krankenhaus gebracht werden musste. Dazu zählen auch die Todesfälle.

Laut Bundesgesundheitsministerium haben aktuell über 50 Millionen Menschen in Deutschland mindestens eine Impfungen gegen das Coronavirus erhalten. 39,3 Millionen sind vollständig geimpft. Das entspricht einem Anteil von 47,3 Prozent der deutschen Gesamtbevölkerung."

Das war der Stand nach eben mal einem halben Jahr, das kann sich jetzt jeder selbst hochrechnen, wie es nach einem Jahr ausschaut.

Wir erinnern uns, dass aufgrund der schweren Nebenwirkungen bei der Schweinegrippe die Impfungen sofort eingestellt wurden. Bei Corona werden die schweren Nebenwirkungen und Todesfälle hingenommen. Wie kann das sein?

Wer die Medien verfolgt, hört, dass auch Geimpfte erkranken können – sogenannte „Impfdurchbrüche", die Zahlen werden nur als Annäherungswerte publiziert, die wahren Ergebnisse sind ein wohl gehütetes Geheimnis.

Wer Geimpft ist, soll gleichwohl die Maske tragen, gleichwohl Abstand halten und kann trotz Verabreichung des Impfstoffes immer noch andere Menschen anstecken.

Da erlaube ich mir die Frage: Warum dann die Impfung? Ich bin kein Freund von Verschwörungstheorien, aber wer recherchieren möchte, dem gebe ich den alten Rat: „Folge dem Geld." Wer macht jetzt richtig Kasse, wem nützen diese Massenimpfungen am meisten, der Volksgesundheit sicher nicht.

Der Stand heute im Oktober 2021 ist, dass weltweit an diesen Impfungen mehr Menschen verstorben sind als an allen bekannten Impfungen in den letzten 20 Jahren. Weltweit wurde im September die Zahl der Impftoten mit über einer Million angegeben – und es ist kein Ende in Sicht.

Wie sagte Bill Gates noch in einem TV-Interview im Jahr 2011:

„Die beste Methode der Bevölkerungsreduzierung ist die Impfung."

Und was Spätfolgen der mRNA-Verabreichungen angeht, da stehen wir erst ganz am Anfang.

Schlussbemerkung

Meiner persönlichen Auffassung nach ist es erschreckend, wie sich unsere Industrie, unsere pharmazeutische Industrie, das Banken- und Börsensystem und die Weltwirtschaft entwickelt haben. Gedeckelt durch ein gesteuertes Informationssystem über TV und andere Massenmedien hat das einzelne Individuum Mensch kaum noch die Chance, sich selbst neutral und umfassend zu orientieren oder zu informieren. Meinungen, Zukunftsprognosen und Zeitgeschehen sind vorgefertigt, gefiltert, zensiert und manipuliert.

Selbst die Erkenntnis, dass wir in einem kollabierenden System leben, bringt die steuernden Verantwortlichen nicht dazu, umzudenken, gegenzusteuern und einen für alle begehbaren Weg einzuschlagen. Als gäbe es keine Rettung werden Gifte produziert, Pflanzen, Tiere und wir selbst genetisch manipuliert, die Umwelt in immer rasanterem Tempo und immer unverantwortlicher nachhaltig zerstört. Moderner Erkenntnisstand wird ignoriert und nicht zugelassen.

Und alles, aber auch wirklich alles – inklusive der Gesundheit unserer Säuglinge – wird nur einem Götzen geopfert, einem Ziel untergeordnet, die Menschen zu beherrschen und alle auf der ganzen Welt unter eine alles verwaltende und die Bevölkerung ausnutzende Elite zu stellen.

Ob der menschenverachtende Umgang mit unserer Gesundheit das Ziel verfolgt, in möglichst nachhaltiger Form Profit zu machen, oder ob die fragwürdigen Impfungen bereits eine Form der Gegensteuerung in Sachen Überbevölkerung des Planeten darstellt, kann ich nicht abschließend beurteilen. Eines jedoch ist sicher, alles Geschehen durch die rosarote Brille und voller Zuversicht und Hoffnung zu betrachten, diese Zeit ist vorbei.

Das Internet macht es heute möglich, den Machenschaften auf die Spur zu kommen, historische Urkunden und Schriften zu studieren, Offenlegungen zu recherchieren und Entwicklungsprozesse selbst nachzuverfolgen. Heute kann niemand mehr sagen, er habe von nichts gewusst.

Wer mich kennt, weiß, dass ich nicht zu Verschwörungstheorien neige, kein fanatischer Anhänger irgendeines aktuellen Gedankengutes bin, aber ich bin voller Sorge. Weniger für mich, als für meine Kinder und meinen vor drei Monaten geborenen Sohn Nikolas. Was haben wir da in unserer Sorglosigkeit und unserem ständigen Obrigkeitsvertrauen alles angerichtet.

Für meinen Sohn kann ich sagen, er bekommt keinerlei Impfungen. In meiner Familie hatten wir die üblichen Kinderkrankheiten und haben sie überlebt, sind groß und stark geworden. Da gab es Keuchhusten, Masern, Windpocken und Mumps und keiner hat Schaden genommen. Vielleicht gab es die Kinderkrankheiten auch nur so gehäuft in unserem Dorf, weil wir nur einen Hausarzt im Dorf hatten, der von Bett zu Bett gegangen ist. Vielleicht weil es noch keine Einwegspritzen gab, sondern unser Dorfarzt Dr. Redlin aus Ensen nach Feierabend seine Glasspritzen selbst hat neu sterilisieren müssen. Vielleicht lag es auch am Schulsystem, dass sich die Kinder reihum anstecken konnten. Wie es auch sei, ich möchte keinen Tag meiner Kindheit missen, auch wenn man sich mal den Finger gequetscht oder den Arm gebrochen hatte beim Rumtollen.

Sie, geneigter Leser, sind nun informiert, es liegt in Ihrer Entscheidungsebene, wie Sie sich in Bezug auf die ärztliche Vorsorge Ihrer Familie entscheiden. Ich wünsche Ihnen wirklich von ganzem Herzen: Bleiben Sie nachhaltig gesund.

Búzios im August 2013

Dr. h.c. Peter Echevers H.

Literaturhinweise

„Kritische Analyse der Impfproblematik" Band I von Anita Petek

„Kritische Analyse der Impfproblematik" Band II von Anita Petek

„Rund ums Impfen" von Anita Petek

„Die Tetanuslüge" von Hans U. P. Tolzin

„Tendenzen 3000" von Dr. Peter Echevers H.

Über den Autor

Peter Echevers H. wurde 1954 in Berlin-Zehlendorf in einer alten Berliner Architekten- und Baumeisterfamilie geboren. Er wuchs im Rheinland auf und war bis zur Mittleren Reife eigentlich ein mittelmäßiger Schüler. Danach entwickelte er plötzlich großen Bildungshunger und schrieb sich in ein Aufbaugymnasium und gleichzeitig am Institut Français ein.

Es folgten zwei gegensätzliche Lehren als Notargehilfe und Tischler; danach ein BWL-Studium an der Rheinischen Akademie und Seminare an einer Schule für Bildende Künste. Daneben absolvierte er als externer Schüler mit Erfolg die Fachhochschule für Seefahrt in Elsfleth bei Oldenburg.

Schon sehr früh zog es ihn zur Literatur. Angeleitet durch das Elternhaus, welches eine beachtliche Büchersammlung vorzuweisen hatte, begann sein Einstieg in die geschriebene Welt, kaum dass er die ersten beiden Volksschuljahre hinter sich hatte. Mit Beginn der Pubertät begannen auch seine Versuche, selbst zu schreiben. Seine erste Veröffentlichung in der Lokalpresse im Alter von 15 war sein Aufsatz über die „Reise nach Paris"; es folgte mit 18 sein Reisebericht „Auf nach Brasilien" in der Lokalpresse.

Immer wieder unterbrach er seine Tätigkeiten, er konnte dem lockenden Ruf der Ferne nicht widerstehen. Zu groß war seine Sehnsucht, andere Länder und andere Menschen und Gebräuche kennen zu lernen. So lebte er für längere Zeit in acht europäischen und fünf außereuropäischen Ländern. Aber seine große Liebe ist und bleibt Südamerika, genauer gesagt Brasilien, wo er sich 2002 nach vielen Einzelreisen niedergelassen hat.

Seitdem hat er die Zeit gefunden, sich ganz dem Schreiben zu widmen. 2013 wurde ihm die Ehrendoktorwürde verliehen. Neben über 650 im Internet veröffentlichten Berichten, Aufsätzen und Stellungnahmen hat er bisher folgende Bücher veröffentlicht:

- Die Gaúchos ISBN 978-1-257-96502-1
- Búzios – Mein Paradies ISBN 978-1-4357-8894-7
- Faszination Rio ISBN 978-1-257-95830-6
- Der exzellente Liebhaber ISBN 978-1-257-95244-1
- Die exzellente Liebhaberin ISBN 978-1-257-94957-1
- Konfliktparallelen ISBN 978-1-257-95444-5
- Moderne Lesart ISBN 978-1-257-95674-6
- Der Feminist ISBN 978-1-257-87377-7
- Unvergesslicher Senegal ISBN 978-1-257-97175-6
- Afrikaerfahrung Elfenbeinküste SBN 978-1-257-98790-0
- Der Beweis ISBN 978-1-257-98733-7
- Der Autoresponder ISBN 978-1-4717-0821-3
- Nadelöhr Panama ISBN 978-1-257-99773-2
- Immer wieder Schweden ISBN 978-1-105-02047-6
- Stete Kanaren ISBN 978-1-105-06365-7
- São Paulo ISBN 978-1-105-09363-0
- Das Golfspiel ISBN 978-1-105-02974-5
- Tango – Komplex ISBN 978-1-105-20512-5
- Formel 0-1-in-2 ISBN 978-1-300-05252-4

- Die Paläo-Diät ISBN 978-1-300-13178-6
- Elvis Aaron Presley ISBN 978-1-105-97628-5
- Der Schriftsteller ISBN 978-1-300-20183-0
- Tinnitus... Und nun ISBN 978-1-300-21638-4
- Das Gedächtnis ISBN 978-1-291-20373-8
- Tendenzen 3000 ISBN 978-1-300-67248-7
- Sexy Six-Pack ISBN 978-1-300-80704-9
- Top-Tipp – Fibromyalgie ISBN 978-1-291-36125-4
- Top-Tipp – Nie mehr Geldsorgen ISBN 978-1-300-72028-7
- Blue Light – ISBN 978-1-300-99839-6
- Top-Tipp – Der Kellner ISBN 978-1-304-09023-2
- Top-Tipp – Waiter & Waitress ISBN 978-1-304-10065-8
- Impfen? - Der-zweihundert-Jahre-Irrtum ISBN 978-1-291-52573-1
- Silvio Gesell – Die Revolution des Geldsystems ISBN 978-1-291-52576-2
- Vitamin D3 – Tricks der Pharma-Mafia ISBN 978-1-326-06349-8
- Ein Mann muss Brot backen können ISBN 978-1-291-56517-1
- Slàinte mhath - Schottland aus der Malt-Whisky-Perspektive, ISBN 978-1-291-62424-3
- "Jet de Schnüss jeschwaadt" ISBN 978-1-291-66476-8
- 3D Visualisierungen - Ernstes und Verspieltes in Cinema4D ISBN 978-1-291-95209-4
- Heilen durch Essen - Ernährung für Multiple Sklerose Patienten ISBN 978-1-291-95085-4
- Pharma-Mafia - Ärzte und Patienten im Würgegriff der Arzneimittelindustrie ISBN 978-1-291-90310-2

143

- Venustropfen ISBN 978-1-291-22324-8
- Die Liebe kommt aus Panamá ISBN 978-1-326-27509-9
- Annegret 1. Teil ISBN 978-1-326-30273-3

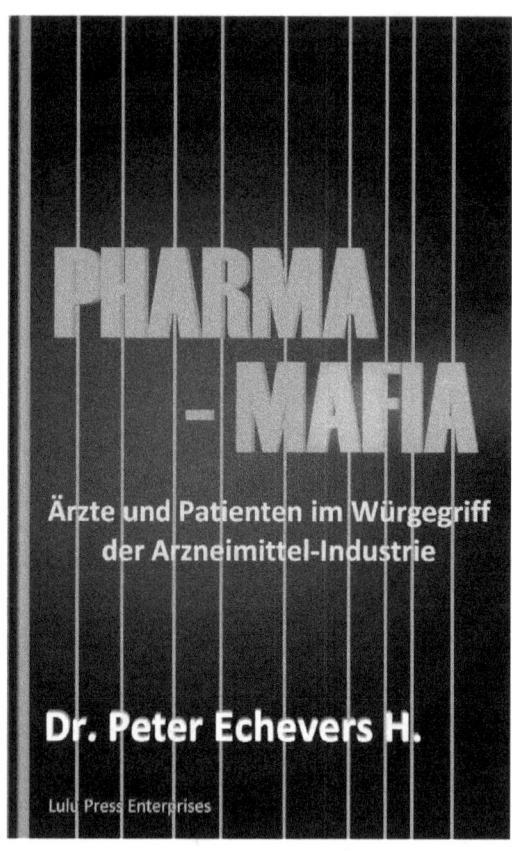

Wir Impfen Nicht!

Ein Dokumentarfilm von Michael Leitner

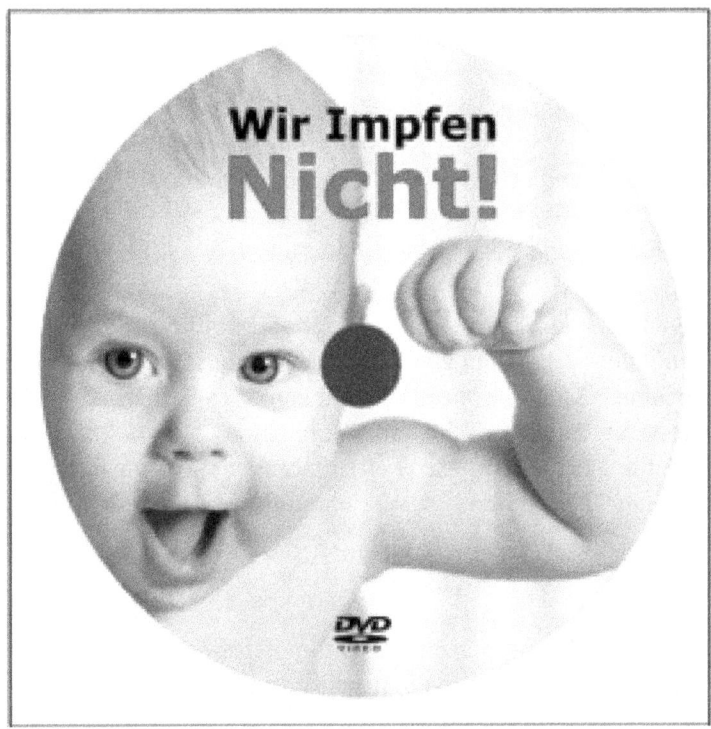

Die Schweinegrippe brachte es an den Tag: Panikmache vor Viren ist Marketing für die Produkte der weltweit operierenden Pharma-Riesen! Aber war das weltweite Schauspiel um hunderte Millionen bestellter Dosen der „Pandemie-Impfstoffe" mit ihren dubiosen Wirkverstärkern ein einmaliger Ausrutscher der globalen Gesundheitspolitik? Oder steckt am Ende mehr dahinter?

Impfungen gelten als größter Erfolg der Medizin. Doch sind sie wirklich ein umfassender und sicherer Schutz vor gefährlichen

Krankheiten? Immer mehr Indizien und Beweise zeigen: Die Gefährdung durch jene Krankheiten, vor denen Impfungen angeblich schützen sollen, stehen in keinem Verhältnis zu den Nebenwirkungen der Präparate!

Besonders auffallend ist das bei Kindern. In Deutschland wuchs die Anzahl der Impfdosen im 1. Lebensjahr seit 1972 von 1 auf 34! Parallel dazu explodierte die Anzahl chronischer Erkrankungen bei Kindern: Rheuma, Krebs; vor allem aber Allergien, Infektanfälligkeit und Verhaltensauffälligkeiten wie AD(H)S.

Ursache dafür sind die Zusatzstoffe in den Impfungen, vor allem die Aluminium-Verbindungen. Umgerechnet aufs Körpergewicht enthält eine Säuglingsimpfung wie Infanrix Hexa pro kg Körpergewicht das 23-fache an Aluminium wie Twinrix, ein Impfstoff für Erwachsene! So viel Gift braucht es, um aus dem Körper eines Babys, das seine Immunfunktionen erst noch entwickeln muss, mit chemischer Gewalt eine „Impfreaktion" herauszupressen.

Der Film rollt die größten Skandale mit Impfstoffen auf und erklärt parallel dazu, wo bei Impfungen überall getrickst wird:

Impfstoffe müssen beim Zulassungsverfahren gar nicht beweisen, dass sie vor einer Erkrankung schützen. Nur mit Hilfe von „Verstärkerstoffen" gelingt es, eine allgemeine Immunreaktion zu provozieren, die als Wirksamkeitsnachweis ausreicht.

Nicht Impfungen haben die großen Seuchen ausgerottet, das beweisen Zahlen des Statistischen Bundesamtes. Seuchen grassieren stets, wenn die Menschen Not leiden; die Einführung von Impfungen hat auf die Häufigkeit von Infektionserkrankungen keinen statistisch erfassbaren Einfluss!

Zulassungsstudien werden so gemacht, dass Nebenwirkungen mit Tricksereien und Betrug kaschiert werden: „Placebos" entpuppen sich als Aluminiumlösung.

Kommt es bei einem Impfstoff zu katastrophalen Nebenwirkungen mit Todesopfern, wird dies der Öffentlichkeit verschwiegen.

Fazit des Films: Wichtig für die Gesundheit ist kein vollgestempelter Impfpass, sondern ein natürliches Aufwachsen mit gutem Wasser und gesundem Essen. Die heutigen „Epidemien" sind allesamt Zivilisationskrankheiten, bei den meisten spielen Impfungen eine zentrale Rolle. Immer mehr Menschen sagen deshalb: „Wir Impfen Nicht!".

Das Paul-Ehrlich-Institut in Langen (Deutschland), zuständig für die Zulassung und Überwachung von Impfstoffen, weigerte sich, für diesen Film vor laufender Kamera Interviews zu geben.

DVD "Wir Impfen Nicht" – die „Guckimpfung" gegen die inflationäre Impferei!

Dokumentation, Spielzeit: 100 Min, PAL, 16:9. Sachlich, einfühlsam, verständlich.

Das Ergebnis von 30 Jahren Impfkritik-Recherchen kompakt zusammengefasst - erspart das komplizierte Studium von schwer verständlicher Fachliteratur!

Bestellen: www.impfen-nein-danke.de – Pro Bestellung gibt es gratis 3 coole impfkritische Aufkleber dazu!